U0255225

后浪

一个人可以在家告别人生吗？

［日］上野千鹤子◎著　［日］小笠原文雄◎著

杨洪俊 译

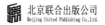

北京联合出版公司
Beijing United Publishing Co.,Ltd.

图书在版编目（CIP）数据

一个人可以在家告别人生吗？ / (日) 上野千鹤子,
(日) 小笠原文雄著；杨洪俊译. -- 北京：北京联合出
版公司, 2022.8（2023.3重印）

ISBN 978-7-5596-6211-8

Ⅰ.①—… Ⅱ.①上… ②小… ③杨… Ⅲ.①临终关
怀—普及读物 Ⅳ.①R48-49

中国版本图书馆CIP数据核字(2022)第083334号

UENO CHIZUKO GA KIKU OGASAWARA-SENSEI, HITORI DE IE DE SHINEMASUKA?
by CHIZUKO UENO and BUNYU OGASAWARA
Copyright © 2013 CHIZUKO UENO and BUNYU OGASAWARA
All rights reserved.
Original Japanese edition published by Asahi Shimbun Publications Inc.,Japan
Chinese translation rights in simple characters arranged with Asahi Shimbun
Publications Inc.,Japan through Bardon-Chinese Media Agency, Taipei.

本书中文简体版权归属于银杏树下（上海）图书有限责任公司

北京市版权局著作权合同登记 图字：01-2022-2604

一个人可以在家告别人生吗？

著　者：[日]上野千鹤子 [日]小笠原文雄
译　者：杨洪俊
出品人：赵红仕　　　　选题策划：后浪出版公司
出版统筹：吴兴元　　　编辑统筹：周　茜
责任编辑：李艳芬　　　特约编辑：张朝虎　许明珠
营销推广：ONEBOOK　　装帧制造：墨白空间·杨阳

北京联合出版公司出版
（北京市西城区德外大街83号楼9层　100088）
河北中科印刷科技发展有限公司印刷　新华书店经销
字数142千字　889毫米×1194毫米　1/32　7印张
2022年8月第1版　2023年3月第3次印刷
ISBN 978-7-5596-6211-8
定价：59.00元

目　录

序　言

　　多年的采访使我越来越坚信——"无论家人在或不在身边，都想要待在家里"是老人的夙愿。那么，在自己独居的住处，到了需要护理的时候，就直接在住处接受护理，临终之时就那样在住处离世……是否可行呢？这些想法成为本书创作的契机。

　　今后，独居者应该会越来越多吧。不仅存在像我这样的"败犬族"①，还存在子女住得太远的独居者，以及因超老龄化、子女先于父母离世的独居者。历来，日本人晚年的幸福是和家人共处，在儿孙的环绕下辞世，这是最为理想的。人们认为没有孩子的晚年是最为悲惨的，因为那些独居者最后的时日不是在养老院就是在医院度过。一直以来人们都认为，在家离世是有家人陪伴的人的特权，对于独居者而言，这种希望却十分渺茫。尽管如此，在家辞世现在也已渐成独居者可选之项。

　　我将此称作"一个人在家告别人生"。即便环绕在独居者身边的人与其没有血缘关系，但得到了他们的援助，就不可谓之孤

---

① "败犬"一词源于日本女作家酒井顺子的畅销书《败犬的远吠》，初始含义为在斗争中失败逃生的犬类，后来引申为过了适婚年龄无婚无子女性的代名词。（本书脚注如无特殊说明均为编者注。）

独，故不能称其为"孤独死"。因为临终时已经不需要护理人，所以也不是"在家临终护理"。像一直独居生活那样，在独居生活的住处离开人世。如果有人觉得这样也可以，那么在家辞世这一选项也未尝不可。

我见到很多援助老人独自在家离世的现场的实践者，他们的工作给了我很大的勇气。其中一人便是日本居家临终关怀协会会长——小笠原文雄先生。我和先生一起，通过探访癌症晚期或高龄人士的居家医疗现场，取得了"若如此行事，就能实现一个人居家告别人生"的成果。

以前认为不可能的事如今变得有可能实现，是因为一些开拓者令这些史无前例的事成为可能。本书提供的智慧和方法，是从彻底学习小笠原先生的临床经验中得来的。我对相关问题进行了刨根问底式的询问：如何实现一个人在家离世？需要怎样的条件？在患有癌症、衰老、认知症的情况下该怎么办？如何处理与家人的关系？要有多少存款才可以……小笠原先生也知无不尽，将自己的技能和经验传授给了我们。

请大家也一起通过本书学习相关知识吧。如此便可在自己的人生历程中加入"一个人也可以在家告别人生"的选项了。

上野千鹤子

因癌症去世
是最好的人生结局吗？

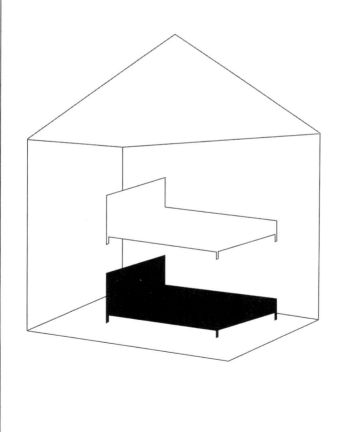

上野千鹤子：

◎ 正如无法选择出生方式一样，我们也无法选择死亡方式。

◎ 在您看来何种方式离世是最好的呢？如果可以选择的话，您自己会选择哪一种呢？

小笠原文雄：

◎ 如果有居家临终关怀姑息治疗的专业团队相随的话，我认为癌症是最好的。

◎ 他们直到生命终结之日，以安详、豁达、开朗的姿态度过每一天，之后便安心地踏上前往另一个世界的旅途。我将这样的死亡称作"如愿死亡、满足死亡、认同死亡"的"三重奏"死亡方式。

如今，日本人的死因，比例由高到低依次为癌症、心脑血管疾病、肺炎、意外事故、衰老……范围限定为70岁以上老年人的话，死因则基本是以下三者之一：癌症、心脏疾病或脑梗死、吸入性或感染引起的肺炎。没有任何疾病的话则是因衰老而寿终正寝，但衰老又往往伴随着认知症。

第二次世界大战之前，日本人死因的首位是感染症，而其中结核病又处于绝对领跑地位。卫生水平、医疗水平、营养水平、护理水平的提升，使得我们在辞世前身体要经历很长的一段下坡路。长寿是人类盼望并获得的文明的恩惠，而非诅咒。

其中可以称为PPK①的是因心脑血管疾病（心脏病发作或脑内出血）而死亡，但这也并非轻松的事。任何致死性疾病都有前兆，且前兆存在时间并不短暂。心脑血管疾病有心律不齐等前兆，且病人不得不忍受高血压及心肌痛等并发症状。脑出血在成为重症前会有多次的少量出血，当发现病人晕倒时，要及时送往

---

① PIN PIN Korori的简称，产生于1983年当时人均寿命为日本第一的长野县。意为可以维持很长的健康寿命、生活自理、卧床期短，尽量不给周围人添麻烦的一种死亡方式。

医院。病情较轻的话，通过康复训练等方式能够恢复，但也可能会留下半身不遂、语言功能障碍等严重后遗症。当病人体力衰竭时，因病原菌侵入肺部、由褥疮引起感染而死亡的情况并不少见，但如今医疗的目标是：在精心的护理下，不让病人因感染症而死亡。因此，每个人都将会是慢慢走向人生尽头的。

正如无法选择出生方式一样，我们也无法选择死亡方式。然而，若问医生哪种死亡方式更好，医生则会回答：如果可以，还是癌症比较好。

首先，从知道得了癌症到实际死亡期间，虽然病情发展快慢不同，但可以预测患者死亡时间。其次，一直到癌症晚期，患者进行独立的日常生活活动（ADL①）都是有可能的。再次，虽然晚期肿瘤骨转移带来的疼痛很可怕——很多人说，死亡并不可怕，可怕的是疼痛——但与以前相比，如今对于这种疼痛的控制能力已经提升了一大截，不再使人害怕。最后，直到快要离世前，癌症患者的意识都能保持清醒，可与身边之人进行交流。患者从陷入意识混乱状态到死亡只有很短的一段时间。

从上述理由来看，癌症晚期患者满足在家告别人生的条件，但在以前，将癌症晚期患者带回自己家是荒谬的。虽说会有一些医生劝那些无法救治的患者回家，可是癌症晚期患者在家里需要能够居家看护的家人，对于没有家人的独居者来说，这是不可能的选项。若是家属对于将癌症晚期患者接回家感到害怕或不安而反对的话，患者"想要回家"的愿望也无法实现。

谁都想没有顾虑和负担地回到自己的家，按照自己的节奏生活并迎接死亡。这个愿望反倒是独居者有可能实现——出现了

---

① Activities of Daily Living 的缩写。

意外的反转胜利!

我有幸邀请到在地方城市进行这种实践的医生——小笠原文雄,让我们一起在实践现场进行学习吧。

(以下各章节正文中,提问＝Q:上野千鹤子,回答＝A:小笠原文雄。)

Q1　日本人的死因,比例由高到低依次为癌症、心脑血管疾病、肺炎、意外事故、衰老(根据2011年厚生劳动省①的公开数据)。在您看来何种方式离世是最好的呢?如果可以选择的话,您自己会选择哪一种呢?

A1　如果有居家临终关怀姑息治疗的专业团队相随的话,我认为癌症是最好的。若我能自己选择的话,一定是选癌症吧。

若说原因,癌症患者在离世之前会剩余一定的时间,这段时间可用来做"离别的准备"。或许能与家人、朋友等重要的人一起度过前所未有的美好时光,能够对应当告别的人致以离别的问候、了结牵挂之事、下定决心着手处理心中憾事等。因了悟自己离死不远,而明白现在活着的意义——这样说的人不在少数。

实际上,很多人将该时间段视为无可替代的时光,从他们那里,我听到过这样的话:"如临仙境""好似在极乐世界""(在迄今为止的人生中)现在是最幸福的"。我也常感叹,了悟之境界可能就是这样的吧。他们直到生命终结之日,以安详、豁达、开朗的姿态度过每一天,之后便安心地踏上前往另一个世界的旅途。我将这样的死亡称作"如愿死亡、满足死亡、认同死亡"

---

① 日本负责医疗卫生和社会保障的主要部门。

的"三重奏"死亡方式。

所谓"如愿死亡",指本人所希望的死亡方式。人虽无法选择出生时的场所或环境,但在某种程度上是能够选择离世的场所与死亡的方式的。至少,通过事先向周围的人传达"我不想以这种方式离开人世"的愿望,能够进行自己想要的离世准备。

所谓"满足死亡",指所希望的死亡方式能基本实现。生死相隔之时,留在人世者若能为逝者实现满足死亡而感到高兴,于辞世之人而言也是无比幸运的了。

关于"认同死亡"有必要做一点说明。尽管对自己希望的死亡方式有大致意向,但因家人或亲戚之间意见相左或不和而无法顺利进行的情况还是很多的。若各方能慢慢地达成妥协,直到大家都觉得"这样,就可以了",能有这样的离世方式也挺好的,认同死亡便得以成立。

因癌症逝世可轻易地集齐以上三点。

但是,实现"三重奏"死亡方式还是需要条件的。如开端所述,对大多数人来说,想度过最后时间的场所是自己居住习惯了的家,在那里能够尽可能地解放身心的痛苦。为此,居家临终关怀姑息治疗的专业团队的陪伴是不可或缺的,关于该团队我将通过回答后面的问题来介绍。

除了因癌症去世这一死亡方式,我认为从患者本人比较轻松的意义上来说,心律失常猝死也是不错的死亡方式之一。因为,心跳停止后人便没了意识,可以说是完全没有痛苦的。虽如此说,但这种方式对留下的亲人太过残忍,心理准备也好,告别的问候也好,皆无法进行。患者辞世后,亲人的情绪也难以短时间平复,甚至会长时间沉浸在悲伤情绪之中。能否认为这种患者本人虽轻松但留下的亲人极为痛苦的死亡方式是好的呢？结论因人而异。

　　一个人上了年纪，不曾遭遇大的疾病，也未患上认知症，干脆利落地因衰老而离世，再没有像这样的好事了。若能见证这种人的临终时刻，我只想拍手说"太厉害了"。现实中，以这般无可挑剔的PPK方式辞世的人十分有限。因此，多数人憧憬PPK也是理所当然的。

专栏　居家临终关怀姑息治疗

　　与出诊（当患者病情恶化时，医生应患者请求上门诊治）不同，访诊是医生为防止患者病情恶化而预先对病况进行控制，有计划地到患者家里进行访问。访诊含牙科医生、药剂师、护士、专业护理人员、护工等多种职业，根据情况进行恰当的组合后，团队间共同协作对患者进行援助是居家医疗的根本。在此加入姑息治疗就形成了居家姑息治疗。姑息治疗是居家医疗的核心，包括"舒缓"和"疗护"两个方面。"舒缓"即"减轻痛苦"，"疗护"即"因心灵相通，令患者感觉温暖并充满生的希望和力量"。在姑息治疗之上增加有关生命与临终关怀的哲学理念，以及生死观等，便形成了居家临终关怀姑息治疗。

Q2 关于罹患癌症一事，是否应告知患者?

A2   当被问及告知好还是不告知好时，我的回答是告知患者为好。因为不告知的话，患者有可能会"孤独死"。这里所说的"孤独死"，不仅含有"独自生活的人在谁也不知道的情况下孤身死去"这一平常的意味，还指"尽管患者身边有人，但无法与身边人相互理解，在疑虑不安与孤独中离世"的意思。我们将并非独自生活却在孤独状态下离世也定义为"孤独死"。因此，即使在医院也有"孤独死"的例子。

即使不告知患者，病情本身依然在发展。虽然不同的人病情发展快慢不同，但患者会滋生"为什么这么痛苦呢？是不是哪里有问题？医生的治疗有用吗？"等不安与不满，陷入疑虑之中。

尽管不告知患者这一决断是来自周围人的"体谅"与"温存"，但患者本人难以消除只有自己被蒙在鼓里的疑虑与被疏远感，而这些在不久后很容易变为对身边人的愤怒与内心的虚无感。患者将无法忍受的情绪发泄到周围人身上，会影响彼此间的关系，而这又必然进一步加剧患者本人受到的伤害。

医疗人员同样因不能告知患者病情而苦恼，因不断说谎而难以与患者对视，这便不利于建立医患之间的信赖关系。在某种情形下谎言一旦败露，将难以修复彼此之间的关系。因此，患者最终带着不悦与烦闷而病亡，便成了常有的事。

虽说是告知，但根据情况告知可分为四种。关于这方面，我们可以一起了解一下。告知有以下四种情形：①以治愈为前提，对初次罹患癌症者进行初次告知；②使患者获知治疗没能达到预期的效果；③告知癌症复发；④使患者接受处于癌症晚期的事实。每种情形又分为能否进行积极治疗两种情况。能积极治疗时，①和③一般能顺利进行告知；反之②、③和④就有点难开口了。这是因为当患者被告知"无法继续进行治疗"而不得不出院，在治愈无望的失落与出院后不安生活的交织下，身心问题会越发严重。

罹患咽喉癌和转移性肺癌的73岁的惠美子女士（化名，下同）就是这种状况。虽然惠美子女士进行了抗癌治疗，但遗憾的是没能使肿瘤变小。因到了抗癌治疗的极限，无法再继续进行治疗，主治医生撒谎说"你的癌症基本好了"，让她出院。惠美子女士深信自己是病好了才得以出院，却因出院后肿块未消、疼痛未减而被不安和恐怖笼罩，稍有不适就呼叫救护车。

最终惠美子女士被医院护士告知"之后不要再呼叫救护车了"。医院将我的诊所介绍给了惠美子女士。初次问询时，我问："你觉得自己的癌症病情怎么样了？"她回复说："明明医生告诉我好了的，却还是很痛，太奇怪了。"当时，她显露出怀疑的情绪。我又问她："想知道真实的情况吗？"她回答："请告诉我吧。"我便告知了她抗癌治疗失败的事实。

话音刚落，惠美子女士一下子像泄了气的皮球似的陷入了沉默。不止她，在场的所有人都像被凝固住似的愣了几分钟。我试着接着问："惠美子女士，您觉得在这儿的人中谁最先辞世呢？"她说："我这个老太婆最先吧。"既然这样，我继续说："谁都难逃一死，所以只朝着不好的一面看也没啥意思，是吧？有我们帮助，即使一个人在家生活也能幸福地活到最后。好好睡觉、温暖身体、愉快地生活，这样的话，人的免疫力也会提升，因此而长寿的人多着呢！"

惠美子女士默默地听着，在几十分钟后变了一副轻松的表情，与被告知前的那种僵硬紧张的情绪完全不同。或许是因为自己隐约所感到的事情得到了确认，便放下心来。我感受到她内心疑云消散后的喜悦与接受现实的觉悟是同时到来的。

不告知患者，本以为是为患者本人着想而撒的善意谎言，实则是残酷的。因为人对于被隐藏起来的那些与自己相关且本人应知晓的重要事情的迹象是非常敏感的。并且，患者为了回应这种"善意的谎言"而活在"假我"之中，只会加深本人的被疏远感和孤独感。虽然有点赘述，对人而言，发生在自己身上的现实是怎样的，只有知晓并且接受它，才能渡过难关，除此之外别无他法。

没有谎言是最好的良药。告知患者真相可能暂时会使患者的情绪变得极度消沉，甚至将其逼向绝望之渊。此时，不管是家人还是医疗人员，都不要将视线从患者身上移开，在感受患者情绪的同时，一起落泪就可以了。

但告知并不仅仅是"告知与被告知"，当"含医疗人员在内的周围人的共情与援助"和"直到临终时的相伴与被援助的安心感"结合在一起时，告知才真正变得有意义，这也是患者本人、家人、朋友甚至我们医疗人员共同成长的契机。

Q3　作为癌症治疗场所的选项，我们可列举出医院、临终关怀所（姑息治疗病房）、家等。尽管患者在专注治疗期间选择了医院，但如果是在癌症晚期的情况下，选择哪里合适呢? 其理由又是什么呢?

A3　我认为较之医院来说，临终关怀所更合适一些，但居家疗养是最合适的，因为家是自由的空间，也是治愈的空间。

在这样的场合，患者不易产生社会疼痛，也基本不会产生心灵上的痛苦。下面按照顺序进行说明。

疼痛分为身体的、精神的、社会的和心灵的四种。四者中，医院所擅长的是消除肉体之痛，即身体的疼痛。而就消除精神上的痛苦来说，医院可能就比较弱了。因为在医院这种与日常生活隔离的环境中，尽管能消除身体的疼痛，却难以消解精神上的痛苦。临终关怀所好像也难以应对社会疼痛或心灵痛苦。

那么，居家疗养是怎样的呢？首先，前面已提到，居家疗养不易产生社会疼痛。社会疼痛是指由疾病引起的二次影响，由是否会失业、是否会陷入经济困境、是否会变得不能担负父亲或母亲的职责等不安所引起的身心之痛。在自己家里的话，患者可以继续以父亲或母亲、丈夫或妻子等角色继续生活，假使不能再工作，也能在与伙伴、朋友、熟人的交流中重新确认自身的价值。其次，居家的话，不管是去咖啡店、去喝酒还是去唱卡拉OK，都不需要任何人的许可。早上几点起床，晚上几点睡觉，也都可以按照自己的节奏进行，家是能以自我方式生活的场所。

心灵痛苦是指一个人失去活着的意义或价值，对自身的存在抱有罪恶感。在医院的话，无论如何，患者都会看到他人痛苦逝去的过程或遗属悲痛的景象，因此被死亡的恐怖支配着内心，陷入"自己死了的话会怎样呢"的消极想法中。在家的话，虽不能断言没有刚才所说的情绪，但在住惯了的家中，因听着熟悉的人和物的声音，感受着生活的气息，意识自然而然不会面向死亡而是面向活着的当下。一段时间后，患者便能以更自然的形式接受死亡的来临。

关于对身体疼痛的消解，很多人认为医院或临终关怀所更胜一筹，但这也是错误的。在医院或临终关怀所，身体的疼痛是通过使用阿片类药物（医疗用止痛药，请参照23页的专栏）和夜间镇静药（通过使用安眠药安神助眠，使患者感受不到痛苦的方法，详情请参照A12）来消解的，如今在家也可以接受比在医院更好的姑息治疗。

原本在医院需用300毫克吗啡进行镇痛的人，一回到家，用药量减少一半也是有的。非要说原因的话，病房是一种压力空间，而家这种场所，说其拥有吗啡功效也不为过。仅限于我所经历的患者来看，在居家疗养中，尽管处于癌症晚期但未使用吗啡而离世的人的比例实际上高达32%（小笠原内科，2012年）。

虽说如此，也不能单纯认为患者马上回家就是好的。首先，如果患者对回家感到很不安的话，就达不到期待的效果。只有当患者觉得回到家真好、真安心、真开心时，这种感觉才会提高吗啡本身的功效。反对患者出院的医生辩解称："患者在家中无法控制疼痛。"但这种话正是使疼痛的控制变难的罪魁祸首，也使患者被逼至痛苦的困境，这也是我暗中称其为"恶魔的低语"的缘由。

即使得到了主治医生的理解，患者或家属对居家疗养仍抱有很大的不安。有人认为病人下定决心出院前有必要先进行咨询，但我们会说"暂且先回到家试试看吧"，因为有很多人只是停留在想法中，无法踏出居家疗养的第一步。

虽然有点离题，但在这里我想简单说一下一种被称作"试验外宿"的方案。试验外宿是指作为居家疗养的准备，在患者出院前两三天试着在家体验一下，但我并不推荐这种做法。

这种尝试的致命缺点是患者在试验期间基本上无法利用居家临终关怀姑息治疗系统。请想象一下，癌症患者在没有任何可以保证的家庭援助的情况下回到家，如同在没有装备也没有导航的情况下，独自一人划着一叶扁舟驶向波涛汹涌的大海，因此导致的不安与压力会使患者夜不能寐。自2012年4月起，上门看护得到了制度许可。因此，如果有能够帮助护理的同住家人，或许能够进行该试验。但患者独自生活时一旦出现什么状况，又没有医生出诊的话，会令人不安，所以还是很难进行。

患者希望进行居家疗养的话，即使被推荐，也要尽可能避免试验外宿，而应在寻找合适的居家姑息治疗团队上多花费些时间和精力。

最后，精神的痛苦是指"疼痛的话怎么办？晚上怎么办？"之类的不安、害怕或抑郁状态等。药方是睡觉、欢笑和让身体温暖起来，这些也是延年益寿的方法。对于将众多不安宣之于口的患者，我一说到"怎样都不安的话，就请当我们护士的不安（粉丝）①吧"，大家就都笑了。当然，其中也有苦笑吧。

总之，大家应该明白了居家疗养对四种疼痛的好处。在家中无论如何都不行，患者总是感到不安的话，临终关怀所会更好些，比起在自己家中，虽然自由受到了限制，但医生和护士的姑息治疗技术比一般医院的会更好些。

Q4　化疗也能在家进行吗？

A4　癌症分可以居家治疗和无法居家治疗两类。可以明确的是，无法在家进行化疗的是急性白血病等免疫力极端低下、感染风险高的病例，因为此类患者必须在医院的无菌室等医疗

---

① 日语中"不安"的发音与英语FAN（意为"粉丝"）发音相似，此处为谐音玩笑。——译者注

环境下接受治疗。

另一方面，乳腺癌、大肠癌等其他癌症患者，出院后通过定期到医院进行化疗来治疗癌症的，可以转换成居家治疗。食欲不振、白细胞减少等化疗药副作用的护理，在家庭医生和上门护理站的协助下，某种程度上是可以实现的。

对长时间使用内服化疗药物的患者，家庭医生可按照医院专科医生的指示开药方，此时，负责化疗的医生为主治医生，家庭医生为副主治医生，两者的协作是必不可少的。我将此称作"双主治医生制"。双主治医生制的优点是患者可居家接受化疗，而且当之后的化疗效果不明显要直接转换成居家姑息治疗时，家庭主治医生会更顺利地接替医院的主治医生。

37岁的由美从乙状结肠癌到骨盆内复发，前后已经进行了超过30次的化疗，此外也进行了放疗。在继续这些治疗时，由美女士表示"孩子还小，我想回家"，在小笠原内科做好了援助准备后便出院了。一般患者化疗后三天左右，会出现恶心呕吐、食欲不振的副作用，这期间的照料也由我们居家姑息治疗团队负责。

以双主治医生制开始居家疗养后不久，由美女士因并发肠梗阻进行了造口（人造肛门）手术，并以此为契机开始了真正意义上的居家姑息治疗。一天，我到访由美家时，她问我："今后肠梗阻再发作的话会痛苦吗?"我回答："使用吗啡或善宁的话是不痛苦的，不过偶尔也有疼痛发作的情况。以前有一个患者，想着死了之后就不能吃东西了，即便是呕吐每天也不停地进食，结果导致了肠破裂。尽管患者做好了心理准备，但出现那种状况还是很痛的，基本没有活下去的可能了。不过，长时间持续性疼痛是不会有的，如果疼痛剧烈的话，请使用止痛栓剂。"这样说明后，她直直地看着我的眼睛，不停地问："我会如何离开人世呢？到最后还是会痛苦吗？"

我再次回应道："我们会尽力消除您的疼痛的。"由美女士稍作考虑后，明确告诉我："我不想让孩子们直到最后都担心和害怕，希望在孩子们的记忆中我永远都是'可爱的母亲'，所以我要到临终关怀所住院。"

我深刻地感受到她不想让孩子看到自己痛苦模样的决心，因为在家时病痛发作的话，孩子们必被卷入其中，但进了临终关怀所的话，能够使孩子们远离自己的痛苦模样。

之后，她住进了临终关怀所，并在那里迎来了最后的日子。

虽然有点偏离问题的答案，但我想在此补充一下我对化疗药物使用好坏的看法。

如果将援助患者本人更好地"生"作为癌症治疗最终目的的话，总体看来，使用化疗药物反倒使"生"的质量下降的情况也是有的，关于这一点，希望大家事先知晓。

化疗药物在不断地更新换代，关于其效果的评价也因人的处境或状况而不尽相同。即便在癌症初发时使用效果很好，也要好好考虑在复发时是否继续使用，做好用则使用到底、不用则坚持不用的心理准备后，再着手接受化疗比较好。不然，不管到将来哪一阶段，都会不断纠结于化疗药物使用的好坏，"幸福地活出自我"的时间和身心精力就会被剥夺，可能会发生等到患者自己意识到问题的时候，已经在医院迎来生命弥留之际的情况。

在患者签署是否开始化疗的知情同意书时，我建议患者直率地问医生"我得的癌症进行化疗的话，治愈的概率有多大？""五年生存率又是多少呢？"之类的问题。举例来说，在胰腺癌晚期情况下，化疗的五年生存率达不到一成，而一成这个数字会成为是否进行化疗的一大判断基准。我认为，能够明确地回答这些问题的医生是值得信任的，而以"哎呀，不知道呢""这个很难说呀"之类的回答来蒙混过去的医生并不可信，因为他们要么是对化疗的效果没有信心，要么是没有站在患者的立场考虑问题。

Q5　住院的优点和住院带来的不便及困扰分别是什么呢？

A5　首先，我举出住院的两个优点。一是患者能够接受高水平的医疗和手术，日本享有该领域世界顶级的医疗水平，而日本成为世界第一的长寿国家也有这方面的原因。另一个是医院扮演了社会"保健室"的角色。住院的话，患者不仅能暂时脱离现实生活中的工作、角色和责任等，还能无条件地享受"他人的关怀和挂念"。工薪阶层多有这样的人：尽管得了需要休养的病，在家疗养的话，会因为疑虑"会不会被上司或同事误认为偷懒？"而无意义地鞭策自己。对这样的人而言，医院是称心的"休息场所"。

住院给人带来的困扰，首先便是离开熟悉的生活环境这一点吧。喜欢喝酒的人不能喝酒，喜欢唱卡拉OK的人不能唱卡拉OK。我自己是喜欢睡懒觉的，但在得病长时间住院时，早上七点就被护士叫了起来，对此我感到特别惊讶，明明是因为身体不好才住院的，早上却连觉都睡不安稳。我也曾因去了其他住院楼的咖啡馆而被训斥。因为住院生活是按照检查、测温等日程进行的类似集训的集体住宿生活，随意玩消失会给担任"教练"一角的医疗人员带来麻烦，这是医院一方的理由。医院甚至出现过类似这样的规定——如果病人想在医院内散步，须事先取得许可。医疗人员管理患者生活的医院和患者本人可以按自己的节奏生活的家，两者不同的地方有很多，尤其是对于需要姑息治疗的患者来说，医院可能是一个难以按照自己的节奏生活的场所。

下面为大家介绍因住院而提前死亡的94岁的喜三夫先生的例子。喜三夫先生因患有多发性脑梗死而存在交流障碍，又患上了前列腺未分化癌，但他一直在住惯了的家中过着准独居生活。喜三夫先生独自居住在正房，儿子一家则居住在与正房分开建造的偏房。准独居由此形成。

因化疗而住院，喜三夫先生认知症的症状加重了。医生建议他出院，家人便决定让喜三夫先生暂时出院。经由喜三夫先生入住医院的介绍，我们的居家姑息治疗团队为喜三夫先生提供服务，同时也使用小型多功能护理设备，他的认知能力逐渐得到了恢复，表情也逐渐生动起来。他在接受志愿者提供的芳香疗法时那一脸陶醉和幸福的表情，我无法忘记。

但后来，儿子与儿媳又让喜三夫先生住进了医院。虽然喜三夫先生在医院病床上一心"想回家"，但他的力气与认知能力没多久就变得更加衰弱，最后因发生吸入性肺炎，不足一个月便离开了人世。

对于病人儿子来说，比起让上了年纪的父亲一个人在家，在医院时"万一有个什么事也安心"的想法，算是日本人常识性的判断吧。但这也正说明"儿女不知父母心"。"有个什么事"是迟早的。想象一下，有个什么事时，患者本人最能安心的场所是哪里，换位思考一下，为了实现这一点应该怎么做才是必要的。如果不住院，喜三夫先生或许能活得很充实，或许能称心如意地离开人世。这是一个让我们心留遗憾的例子。

反过来,也有在患有无法治疗的癌症、随时可能离世的状况下,能够在家开心生活的人。92岁的行则先生在2007年12月因骨折住院,被诊断为因恶性淋巴瘤导致的左股骨颈病理性骨折,在接受化疗后暂时控制住了病情。2008年4月,行则先生被告知:"继续化疗没有效果了,请出院吧。半年后病情复燃的话会发高烧,虽然没有治疗的方法,但也是可以再住院的。"如此情况,经医院介绍,行则先生在接受了我们居家姑息治疗团队后,办理了出院。这里的"复燃"是指,虽然疾病没有被治愈,但病情、症状暂时得到了控制,之后病情、症状又再次反复,与复发稍有不同。

不愧是大医院的医生。半年后的9月,如"预言"一样,行则先生出现了高烧症状。对以为要离世而惊慌失措的患者本人和家人,我说了以下这番话:"死了的话是不会发烧的,发烧是活着的证明,所以请高兴些。不要惊慌,不要骚动,不要害怕,使用退烧栓剂吧。家人感到不安的话,患者会变得更加不安,从而导致免疫力下降,患者会加快死亡的。"之后,家人按照我的告诫,冷静应对病情,使行则先生脱离了危机。行则先生高兴地告诉我,尽管发着烧,他还喝了喜欢的啤酒,去了日间照料服务中心,与朋友打麻将"和了大三元"。

到了病情复燃已经过去四年多的2012年12月,行则先生虽仍旧处于骨折状态,但他和家人一起充满活力地生活着,并对我们的到访笑脸相迎。

Q6 我们明白了在家的话患者能继续自己喜欢的生活这一点，但在癌症晚期，不忌烟酒也是可以的吗？

A6 想喝酒的人还是让他喝比较好吧，因为多数情况下，喝酒能缓解紧张情绪、放松心情、使人乐观。

讲一件我曾为80多岁的岐阜市内某医院院长——胜茂先生出诊时的事情。他患有重度酒精性肝硬化，却只喝酒，我对他说："医生，这样下去是会死的。"他却淡淡地回答："死是必然的事。死了就喝不了酒了，本来我除了酒以外的东西也无法下咽，所以为了摄取能量也只有喝酒了。"我不得不承认道："这倒也是。"虽然不能大肆宣扬，但癌症晚期患者通过饮酒而活到超出被告知的余命的人的确不在少数。在医院，允许患者喝酒的话会变得难以管理，所以医院才只好禁止全员喝酒了。

就香烟而言，吸烟而患癌需要10年至20年的时间，从短一点的时间来看，比如几年之内，因吸烟而血管收缩导致心肌梗死的可能性或许会稍微变高。但是，癌症晚期患者即便吸烟，也不用担心肺癌进一步恶化。

比起这些，应该多注意因吸烟而可能引起的意外事故。以前，有个独自生活的心力衰竭患者因输氧的时候吸烟，引起微型爆炸使脸部烧伤。那时连我也怒道："吸氧的时候不能吸烟！要么吸氧要么吸烟，两者选其一。虽然你死了是自作自受，这也无所谓，但引发火灾给邻居造成麻烦是不行的！"之后，对于无法戒烟的人，我就对他们说这样的话。

上野女士您与我们一同出诊时，目睹过87岁独自生活的肺癌患者美千代女士吸烟的情形吧？我说了前面所述的话时，美千代女士吃惊道："医生您说得真直白啊！"确实，能直白地说出这种话的医生可能很少。

美千代女士在2005年被肿瘤医院的专科医生告知:"使用化疗药物的话可以延续两年生命,不用的话只有一年。"但她却没有使用化疗药物,而是在家过着想吸烟就吸烟、想打麻将就开心打麻将的生活,四年后,依然好好地活着。2007年以来她曾多次咯血,虽然也有以为"这次该永别了!?"的时候,但每次都转危为安,度过了多次危机,始终没进过一次医院。她最后的时光是在邻居和友人的帮助下愉快度过的。

2009年,在最终走不了路的四天里,美千代女士使用了夜间镇静药(请参照A12)如"睡美人"般安详地睡着,只从那时到离世的三天内请了家政阿姨,临终时在邻居和友人的注视下安详地上路了。为以防万一,美千代女士准备了300万日元的家政费用,但最后只花了4.5万日元。

顺便提一下,最后的一个月,医生和护士集中到访的次数分别为12次和36次,但这些费用全都含在医疗保险、长期护理保险等范围内。此外,邻近的五六个老奶奶时不时来帮助美千代女士,也成了她本人的一大力量吧。美千代女士在接受居家临终关怀姑息治疗的同时快活地继续着喜欢的生活,并因此延长了三年的寿命。我认为这正是"如愿死亡、满足死亡、认同死亡"的"三重奏"死亡方式。

在美千代女士逝后,陪伴她的所有人在其枕边拍了张"纪念照"。

Q7　当下，只有无治疗可能性的人才能去日本的临终关怀所，那么直到最后都不想放弃治疗的病人，可以去临终关怀所吗?

A7　目前是不行的。虽然很多人期望在接受姑息治疗的同时继续化疗，但因一般医院的病房基本都充满压力，在那里接受姑息治疗是很困难的。

不过，在2010年8月美国的医学专业期刊《新英格兰医学杂志》上刊出了这样的论文：将肺癌（小细胞肺癌）患者中在医院只进行化疗的群体与化疗的同时使用姑息治疗的群体进行比较，结果后者可延长三个月寿命。2012年1月21日，该内容也在NHK电视台《向名医提问，进行不痛苦的治疗！癌症姑息治疗》的节目上播出。在一般医院患者都能延长寿命的话，在擅长姑息治疗的临终关怀所或在居家临终关怀中并用姑息治疗的话，延长寿命的效果会更好吧。

然而，我觉得在当下日本医疗体制下，在临终关怀所进行化疗的希望还十分渺茫。

虽说如此，将来在接受居家临终关怀姑息治疗的同时进行化疗的人一定会增多。现在的话，利用前面介绍过的双主治医生制（请参照A4）可能是最接近理想的形态吧。

Q8　出院后，家里除了患者自己没有任何人，在癌症晚期的状态下，真的能独自在家生活吗？可以的话，请告诉我们使之成为可能的条件有哪些？

A8　首先，患者本人的想法是十分重要的。是否想回家，是否想居家疗养？当然，尽管有这种想法，患者心里还是会有不安和担心吧。从大的方面来讲，我认为能实现以下三点的话，事情将变得可能。

第一，对病痛的缓解。疼痛时患者要接受医生的药物治疗和护士的心灵关怀等，总之要消除痛苦。吗啡等阿片类药物（医疗用止痛药）对于消除癌痛是有效的，也具有缓解不安、带来幸福感的效果。医生在使用吗啡时，应注意不要让患者出现上瘾的情况。关于吗啡的使用方法，请参照面向医生的教科书《今日的治疗指南2012年版》（医学书院出版）中我执笔的文章（请参照下一页的专栏）。

第二，获得生活上的帮助。例如，帮助不能动的患者支撑身体，帮忙更换衣物，协助上厕所，让能进食的人进食，对不能进食的就按患者本人的意愿进行帮助等。为此，与护理团队的协作是必不可少的。护士与护工等组成团队的话，能够覆盖患者所需的绝大部分护理范围。作为协作的关键人物，由精通所有领域的人，即我们称作善终管理师（THP[①]）的人担任指挥一职的话，应当会更好（请参照A20）。

第三，患者本人的想法获得家人或亲戚的支持，并能得到协助使之实现。具体说来，就是即使患者病情突然恶化，家人或亲戚也不呼叫救护车将患者送去医院的协助。人生观和生死

---

① Total Health Planner 的简称，日本居家临终关怀协会负责对其进行资格认证。

观是因人而异的，即使是夫妻或亲子关系，每个人也会持有令人意外的不同意见，意见或价值观存在不同之处所当然。以此为前提，反复协商，在可以互相妥协的地方达成协议，最终能达成符合患者本人意愿的共识是最好的。若本人希望、满足、认同居家离世的方式，同时家人和周围的人也都认同"还可以有这种死亡方式啊"就好了。

专栏　在家中使用阿片类药物（医疗用止痛药）的疼痛治疗

癌症的疼痛治疗采用世界卫生组织（World Health Organization,WHO）提倡的药物治疗法，根据患者的疼痛程度选择用药：第一阶段（非阿片类药物），第二阶段（弱阿片类药物），第三阶段（强阿片类药物）。对于疼痛，虽然主要以阿片类药物缓解疼痛，但NSAIDs（解热镇痛抗炎药，又称非甾体抗炎药）、类固醇类药物、抗抑郁药、镇静药也是有效的。一边进行心灵关怀，一边使用吗啡或甲强龙的话可使患者心情保持轻松开朗。并且，使用镇静剂或安眠药使患者夜晚安睡、早上自然醒来的"夜间镇静"（请参照A12）也是有效的，还可以减轻独居或老老看护[①]的人们的精神和肉体的负担。

● 增加阿片类药物的用量直到能消除疼痛。

---

① 指看护方和被看护方都是老人的情况。

- 虽然让患者口服、定时给药是最好的，但会忘记的人也很多，所以一天一次的药剂是最合适的。
- 骨转移等引起疼痛一定要使用NSAIDs和胃黏膜保护剂。
- 神经源性疼痛等在阿片类药物难以发挥效用的情况下要并用辅助性镇痛药。
- 肠梗阻的疼痛要并用善宁。
- 可以考虑放疗或神经阻滞疗法。

摘自《今日的治疗指南2012年版》（小笠原文雄执笔），有改动。

Q9　虽然患者本人希望在家疗养，但分居生活的家人会"因为不安"而强烈劝告患者入住医院或疗养所。出现这样的情况，该怎么办好呢？

A9　在决定疗养场所方面，最为重要的标准是患者本人能否在那里以自己期望的方式生活。疗养场所是患者自己家的话，家人要尽可能在患者状态好时寻找当地的居家临终关怀姑息治疗团队或上门护理站，事先考虑支持在家疗养的组织。

而且，患者自己"直到最后都想待在家，想在家中告别人生"的想法要清楚地向家人传达，并宣告这是死前最后的愿望。当然，可能有患者会中途改变想法去住院，这种情况就等发生了再说。可以的话，患者将自己的想法以书面的形式展现出来，使用预先医疗指示或遗嘱的形式都可以。

这时重要的是，家人要如实接受而不反对患者本人的想法。若遭遇家人强烈反对、难以传达自己的想法的情形，建议患者寻求居家临终关怀姑息治疗团队的帮助，由团队向家人进行说明。"我非常明白家人反对的理由，是希望父母能在安心和安全的地方生活，这一点是难能可贵的。但是，患者本人的希望是在家离世的话，孩子将想法强加于患者反而会使患者更加痛苦。"通过医生或护士等第三方的介入使事情顺利解决的情况也是有的。

Q10   虽然患者很想尽可能在家疗养，但独自在家会感到不安。病情骤变时，若独自一人，该如何是好呢？

A10   患者希望获得急救或延命治疗的话，就呼叫救护车。乘坐救护车到医院时患者呼吸停止了的话，无论患者本人的想法如何，实习医生们都会使用人工呼吸器给患者进行延命治疗，即便这与患者本人的意志相反，因为医院的使命就是"避免死亡"。

延命治疗一旦开始，之后患者可能就要戴着人工呼吸器与病魔做斗争，开启如此生活的心理要提前做好准备。更进一步说，延命治疗与患者本人的想法或希望无关，而是强制延长患者作为生命体哪怕一分一秒的生命。这样的话，尽管患者已经是癌症晚期，"最后的时光想在家安详度过"的想法也无法实现。

在患者不希望进行延命治疗或住院的情况下，若还有拨打电话的力气，最好是联系上门护理站（或者主治医生）。只要按下紧急联络系统按钮，便能立刻与上门护理站或地方援助中心取得联系。但是，在夜间和休息日多半不行，期待今后能有更多的可24小时服务的机构。

在2012年4月《长期护理保险法》修订后，患者只需触碰床边的视频电话或挂脖式联络器就可与24小时服务的上门护理站取得联系，护工与患者进行视频对话也变得可行了。

通过上述系统，在有紧急请求时，护工或上门护士会赶来，必要的话，医生也会紧急出诊，使独自生活的人也能获得过去无法相比的可靠且便利的帮助。万一在按下按钮前呼叫了救护车，患者要真诚地向赶来的急救人员道歉，之后还是要拜托医生出诊，因为在法律上有急救人员不得将患者交接给上门护士而必须交接给医生的规定。

Q11　并非所有的医生都能像您那样很好地使用吗啡，若附近没有"小笠原医生"，该怎么办好呢？

A11　我作为私人开业医生[1]初出茅庐时，也不擅长使用吗啡。但哪怕是在当时，居家疗养的人中有三到五成并没有被痛苦所压倒，而是平静地生活着，时候到了便与世长辞，我仍清楚地记得由此感受到的强烈的文化冲击。俗话说"桃栗三年柿八年"[2]，我个人的真实感受是，一位医生要通晓使用吗啡的姑息治疗，在姑息治疗所须待三年左右的时间，而一般的开业医生须花费八年以上的时间。而我自成为开业医生之后，已经研究

---

[1] 日本医生分勤务医生和开业医生。勤务医生是指在大学医院或普通医院工作的医生。通过做勤务医生积累业绩和人脉，自己开医院，即成为开业医生。

[2] 日本谚语，意为从发芽到结果，桃树和栗子树需要三年，而柿子树需要八年。比喻想要做成某事的话，需要一定的时间。

了十多年。但是现在，如果医生有学习的意愿，就有很多学习的机会，肯钻研的话，只要两三年就可大致应付了。有八年以上临床经验的医生能援助癌症晚期患者中五成以上的人在家活到临终，专业癌症居家临终关怀姑息治疗团队能对九成以上居家患者开展家庭护理。

患者收集信息找到诊所后，建议预约后实地走访，首先试着询问"可以在家生活到人生的最后吗?"，接着询问"您做了几年的家庭吗啡治疗? 在家临终率是多少?"等问题。在家临终率是指与该医生相关的居家疗养患者死亡总数中，在家临终人数所占的比例。

在家临终率是居家医疗质量的指标，数值越高代表更多的人在家生活到了最后。若觉得不好直接询问医生，可以试着问问上门护士。

请参考186页的"寻找居家临终关怀姑息治疗医疗的提供者"。

Q12　有24小时巡回上门护理是令人安心的，但有的地方没有可以夜间上门护理或看护的工作站。在这种情况下，患者在夜间感到疼痛和病情骤变会令人十分担心。

A12　对于夜间的疼痛和病情骤变感到不安的人有很多，这是理所当然的。疼痛袭来、胸口难受、发烧、出血，如此种种不好的预感一个接一个地闪过脑海，患者必将彻夜不能入眠吧。患者只是想想过往和将来都会心乱如麻，想睡睡不着之类的事也很常见，这种情况下，担心更是自然的。

尽管如此，因不安而无法入睡的状况还是要尽可能避免。

那要怎么办才好呢？下面为你介绍作为"睡美人"度过夜间的方法。

该方法称为夜间镇静。通过使用具有减缓癌痛效果的盐酸羟嗪等精神安定药使患者夜间能够安睡，而且感觉不到疼痛。此方法适用于处于随时可能死去的状态、内心"只希望免去夜晚因疼痛而无法入睡的痛苦"的癌症晚期患者。让我们在这里再现一下实际的使用方法吧。

医护人员一边握着患者的手提出"身体怎么样啊？"等闲聊的问题，一边使用微量点滴仪，在基本全开状态下，用三分钟左右的时间完成药物注射。患者释然入睡后，立马停药。在确认患者睡着后，再注射维持患者持续睡眠的剂量。这里提醒担当治疗的医生或护士，注射量要精确到几滴。顺便说一下，以上相关详细内容我在医生的诊疗指南教科书——《今日的治疗指南2012年版》中已经进行了介绍。

患者接受夜间镇静治疗后过8小时左右会自然醒来，增加药量的话可能达到12小时。在睡眠期间，即便患者身体有动弹、稍有出血，也无须担心。如此说明后，有人曾问我："患者如果不再醒来（即亡故）的话，怎么办？"

从结论来说，存在患者入睡时亡故的情况，在这种情况下，医护人员应向遗属表示"患者能没有痛苦地在家逝去真好啊"，并开具死亡确认书。重复一遍，该治疗方法的适用人群是癌症等疾病的晚期患者。即使患者入睡时离世，也并非夜间镇静治疗所致，而是因癌症病情恶化而"寿终正寝"。考虑到这是患者本人的愿望，此时医生的职责是心怀尊敬地写好死亡确认书，上门护士只要精心地进行尸体护理（清洁和化妆等）就好了。

但不可思议的是，迄今为止在我们送别的独自生活的癌症患者中，在夜间镇静期间不被任何人察觉而亡故的一个也没有，身边或有护工，或有护士，或有街坊四邻，一定是有人在身边时辞世的。只能认为这是患者本人选了个"现在这时候正好"的瞬间启程了。现实的确不可思议，我真实感受到人的生命只凭医学提供的依据是无法说清的。

下面我介绍罹患咽喉癌的悟志先生（57岁）的例子。2月，悟志先生在住院时被告知"剩余生命仅有三个月"，便戴着胃造瘘管于3月出院了。自那之后，如他所愿在家独自生活。悟志先生在5月遭遇窒息危机，幸运脱离危险时恳求说："我不想住院，死倒是无所谓，但就是讨厌受罪。"想必窒息的痛苦是相当难以忍受的吧。然而，悟志先生居所附近没有夜间上门护理服务的事务所可以利用。进入9月，悟志先生逐渐无法活动，我接受了他的咨询，向其展示了夜间镇静这一选项。

我详细地做了知情同意说明："夜间镇静是借用安眠药的力量使患者夜晚安睡，早上药力退去后自然醒来的治疗方法。虽然也有患者在入睡期间亡故的情况，但患者可以在感觉不到痛苦的情况下离开人世。并且死亡原因不在于镇静而在于病情的变化。"我清楚地记得，悟志先生一边听说明，一边感叹道："即便遭遇窒息也能感觉不到痛苦，世间竟有这等好事啊！"

悟志先生按照自己的意愿选择了该方法，从那天开始的一周之内，悟志先生度过了夜间进行镇静安睡、白天与护工或护士开心交谈的生活。一周后，很久未见的儿子来访时甚至流泪说道："这是我第一次看到父亲如此安详的面容。曾听过以前在医院当陪护的祖母说过'得癌而死实在是可怜，癌痛得厉害，简直就是地狱'。父亲能拥有没有苦痛的平静生活，真是太好了。"

悟志先生离去是在儿子第一次夜间陪护的翌日早上。上门护士到访时，据说他是安详地如睡着一般离开的。我认为这正是"如愿死亡、满足死亡、认同死亡"的死亡方式。

　　为避免招致误解，在此说明，"夜间镇静"与医院有时进行的"镇静（持续镇静）"有区别。后者所谓镇静指的是，为使患者逃离难以忍受的痛苦，通常直到患者离世一直使其睡眠的方法。因多数情况下镇静开始的那一刻便成了患者此生的告别，所以对患者和家人来说都难以抉择。与此相反，前者的夜间镇静是为消除患者夜间的疼痛与不安所采取的只在夜晚借助药力使其入睡的方法，到了早上患者睁开眼睛便又开始了新的一天。也就是说，与因安乐死的印象而被误解的"镇静"相反，这是为了活下去的"夜间镇静"。这一点是我想强调的。

　　虽说如此，可世人各异。对于在夜晚独自平躺时，尽管疼痛或难受袭来，在与这个世界告别前想要享受傍晚的昏暗、暮夜的寂静、深夜的月色的人来说，是不需要"夜间镇静"的。无论如何，遵从患者本人的意愿是最为重要的。

　　Q13　选择夜间镇静的话，即使患者在最后阶段无法活动也不需要夜间巡回型的上门护理吗？

　　A13　基本上是不需要的。但是，利用夜间巡回型护理服务的话，因能确认患者夜间的平安，或许能使分开居住的家人更安心，不过对于入睡的患者来说，并没有什么太大的意义。

　　选择夜间镇静还是选择夜间巡回型护理服务，要根据患者本人的价值观、有无同住家人和经济状况来决定。经济宽裕的人可以请家政护工进行24小时护理，也可以利用夜间巡回型护工服务。

但是,对于上述两种服务都无法利用的人,或尽管有可用于此的钱但想多留一些给子女的人来说,我认为夜间镇静可以成为他们的一种选择。现实中,选择夜间镇静的众多患者也会吐露"夜晚从疼痛的不安中获得解放是无比幸福的事"类似这样的心声。

但是现在,能选择夜间镇静的患者仍是少数。当然,该医疗方法在安全性和可靠性方面已经得到了充分的验证,如前面所讲到的,这已在医生的教科书《今日的治疗指南2012年版》中进行了介绍(请参照A12)。另一方面,是否选择该方法在很大程度上被各种价值观和信念所左右。

以前,日本具有代表性的一位临终关怀姑息治疗医生曾逼问我:"对独自生活的人进行夜间镇静之类的治疗,难道不危险吗?说它安全的论文在哪里可查?"我回答:"应该没有论文。""但是,"我接着说,"该医疗方法本身的安全性和可靠性已被实证,并且实际上也受到选择该方法的患者的欢迎,家属也放心。这有什么问题呢?我自知身为医生应对医学伦理和哲学感兴趣,身为僧侣应以宗教者视角来看待事物的整体。我希望具备施救技术且可以完成心灵关怀的医疗人员一定要掌握夜间镇静技术并付诸实践。"

可能有点夸张,当时我的脑海中浮现出了叫喊着"尽管如此,地球仍在转动"的伽利略·伽利雷。在谁都认为"太阳绕着地球转"的当时,叫喊着"地球围绕太阳转"的伽利略可曾有引用文献这类东西吗?

作为专家,如果能发现有利于人的利益和幸福的东西,能确立方法论的话,多少会被世人当作危险人物或怪人对待。但是,我认为我有坚定的信念和将其传达给社会的责任。

只要医生和护士掌握了熟练的施治技术的话，我相信不久的将来，"夜间镇静"将成为居家临终关怀姑息治疗的常识。

同样，关于留置导尿术也是如此。留置导尿术是指将导尿管插入尿道，使尿液滞留在袋子中的技术。无法上厕所的人也可以在不弄脏内衣的情况下完成排尿，所以基本上无须使用纸尿裤等卫生用品。适用人群主要是疾病晚期患者和难以控制排泄的人，但对此的评价也因人而异。

主要反对意见有"这是过度医疗""不费事（替换纸尿裤的事）的护理是不人道的""为家人替换纸尿裤是理所应当的"等。然而，在社会如此超老龄化、核心家庭化的今天，也应关注到实施护理的家人因夜间纸尿裤替换而疲惫不堪的现实。对患者来说，没有比看到家人为了自己筋疲力尽的样子更难受的了。作为医疗人员，我想要尽力避免家属在筋疲力尽后才来问"那么，该怎么办呢？"的情况。谁都需要在夜晚安睡，好为第二天养精蓄锐……我认为这是人在不勉强的情况下能够持续看护患者的必要条件。

事实上，留置导尿术虽稍微降低了患者的日常生活活动能力，但提升了生活质量（Quality of Life，QOL）。下面试举一例。

78岁富有才智的玉女士，在巨大乳腺癌出现骨转移后，按照自己的意愿强烈希望"在家寿终"并进行居家疗养，但不愿意接受上门诊疗，凭借坚强的意志坚持每月去一次医院。某一次因呼吸困难和疼痛无法起身，请求医生紧急出诊，被半强制性地实施了留置导尿术。

不接受留置导尿术的话，在只有一位同住家人——80岁的丈夫的情况下，丈夫早晚会因为替换纸尿裤而累倒，这是显而易见的事情。实际上，那时若不导入导尿管的话，玉女士是很难继续接受高龄丈夫的护理而在家生活的。

不久后脱离危机的玉女士，在接受我们团队访问的同时保持小愈状态，并在那之后维持了两年的居家生活。我们遵从她本人的意愿将留置导尿术进行到了最后。我无法忘记，那时不论我们何时到访，夫妇二人关系都很好，会对我们说："现在是最幸福的时刻了。"

遗憾的是，玉女士在我开始为本书撰稿的数天前，身体状况急速恶化，在不能进行交流后的短短一天内就平静地离世了。两年间护士每天都到访，由于玉女士一直在使用导尿管，护工只在最后的28天每天白天到访一次就足够了，最后离开时，玉女士也没怎么使用长期护理保险。高龄的丈夫也没有因护理妻子而搞坏身体，并且将与妻子度过的幸福时光留存于心，现在在家继续健康地生活着。

Q14　居家临终关怀姑息治疗的目标是什么呢？

A14　居家临终关怀姑息治疗的目标是患者本人能够享受"开朗""愉快"活着的喜悦，以及尽管身边有人也能如不被察觉般"安详""清净"地离开人世。

人生来便无法避免死亡。既然如此，一个人从这个世界到另一个世界去的瞬间，从所有的苦痛中获得解放，"如周围的人无所察觉般"安静祥和地离开，岂不是最幸运的结束方式吗？

在送别罹患胰腺癌晚期的高龄丈夫时，84岁的友美女士就遇到这种情形。那天早上，友美女士在丈夫的枕边一边握着他的手一边与女儿聊天，丈夫微笑注视着这幅景象。

正在那时，护工来到了玄关处，女儿起身前去接待，友美女士也望向玄关处听着两人的交谈。用时两三分钟。护工前去向友美女士的丈夫致以问候，刚一靠近枕边，护工大声说道："您先生离开人世了啊！"友美女士听着这话茫然道："什么？刚刚和女儿说着话时，我还握着他的手呢。走了吗？我都没有察觉到。"此后，该逸事也成了我们居家临终关怀姑息治疗团队的好范例。

在患者真正安详地离开时，甚至连与他握着手的人都未能察觉到患者在悄悄地逝去。这一瞬间，居家临终关怀姑息治疗可以得100分。反过来也可以说明，微笑着安详离开的人的最后一瞬也确实多不被周围的人所察觉。

另一个例子是，以家人与病魔做斗争和死亡为契机，母女俩开始了一段新的关系。信二先生因肺癌晚期而住院，他的妻子和长女一起到本诊所进行咨询，这是我与信二先生一家相识的契机。信二先生自己希望"回家"，长女也"想要实现父亲的愿望"，与此相对，妻子以"无法在家看护"为由，希望他入住姑息治疗中心。

信二先生的妻子与长女的对立，从在门诊室时的样子就能明显看出来。在我右前方坐着的信二先生的妻子双脚朝向右方，长女则朝向左方，从我的角度看去，两人身体和脚的偏向正如片假名的"ハ"字一样。

与两人交谈了30分钟左右，我便下定决心向信二先生的妻子提议："您若不在，您丈夫的愿望就能实现，所以您去旅行一个月左右怎么样？""什么？"信二先生的妻子沉下脸来。"即便是独居的人，我们小笠原内科也会援助他令其安心直到离世的。您丈夫不能回家，只是因为您在反对。"这样说明后，信二先生的妻子深深地垂下头，暂时沉默了。不久，信二先生的妻子抬起头看着我的眼睛下定决心明确说道："我明白了，我立马让他出院。"

在召集居家临终关怀姑息治疗团队时，我在信二先生的妻子面前这样说道："虽然夫人您在家，但我们要将患者当作独居人士进行援助。如果我们向您拜托哪怕是一句'做这个、做那个'，就会立刻停止居家临终关怀姑息治疗。"

大概是在开始居家临终关怀姑息治疗的第五天吧，在信二先生的枕边，他的妻子笑着说："看着护士每天勤勤恳恳地为丈夫替换纸尿裤的样子，我也能自然地替换纸尿裤了。"信二先生回到家后，可能因妻子的情绪缓和下来而松了一口气，每天喝十瓶左右最喜欢的啤酒，大约一个月后离开了人世。

在结束了信二先生的法事后，他的妻子和长女再次来到门诊室。信二先生的妻子明快地说道："说实话，当被说到'您若不在……'时，我可生气了，但若没有那些话，我将不得不面对与女儿之间深深的隔阂而活下去。真的太谢谢您了。"信二先生妻子的脚和其长女的脚都朝向我，最初的"ハ"变成了"ソ"。

我偶尔会对患者及其家属说一些严厉的话："您若不在……"原因就是如此。当然这是为患者本人及其家属着想，尤其因为患者及其家属主动前来诊所咨询的机会大部分仅有一次，所以我想若此时不讲就可能永远错过了。

虽然倾听也很重要，但在关键时刻，正因以佛心为对方着想，医生故意采取如魔鬼般的行动，所谓"鬼手佛心"恰能实现患者的愿望，也能成为拯救患者家人的必杀技。

Q15   接下来向您请教长期护理保险和医疗保险等制度及其利用方式的相关问题。癌症患者病情骤变是常有的，若等待长期护理保险制度的认定，会有来不及的情况。这方面有什么好的办法吗？

A15   40岁以上的癌症晚期患者是可以利用长期护理保险服务的，所以首先要得到相关病情的认定。认定时，患者须提交主治医生出具的意见书，并且要接受上门调查。如您所询问的，因癌症患者存在病情骤变的情况，等待护理认定后再租借护理床或请护工的话可能会来不及。

为避免这种情况的发生，可把握如下几个要点。首先，申请看护保险的认定调查时，要向市区町村的相关负责人清楚传达"癌症晚期"这一信息，一般情况下，他们会立马进行上门调查。主治医生在意见书上写明"癌症晚期"的话，上门调查应该会被更加快速地推进。

租借护理床，通常要求患者病情被认定为"需要护理2等级"①及以上，"需要护理1等级"和"需要援助等级"则不在可租借的范围内。出乎意料的是，这一条件并不是广为人知。不过，65岁及以上患者，若之前的认定调查已被认定为"需要护理1等级""需要援助等级"，等到处于癌症晚期时，基本可以被重新认定为"需要护理2等级"及以上，所以可以放心利用护理床租借和上门护理服务。我们也希望国家能将癌症晚期认定为"需要护理2等级"及以上。

---

① 日本的护理制度规定，参保人员的需要照护程度分为"需要援助"和"需要护理"，共7级，最轻的为"需要援助1等级"，其次是"需要援助2等级"，"需要护理"包括从"需要护理1等级"到"需要护理5等级"共5个等级。

在小笠原内科所在的岐阜市，即使是"需要援助等级"的人，若其提交的申请表带有癌症晚期信息，是准许租借护理床的。相关规定因地区而有所不同，有的医务工作者也可能不太清楚相关事宜，所以患者本人或身边人要积极地向地区政府相关机构进行确认。

"因为认定还没下来而无法申请租借护理床，进而导致无法出院，这实在让人苦恼。"接受住院患者本人或家属咨询时，我会向他们传达："不必担心，按照出院当天即可用上护理床来做出院准备就好，认定会下来的。"事实也确实如我所言。

患者不幸在认定调查前亡故的话，按照制度规定，租借人要全额负担相关费用，但在认定调查前死亡意味着患者居家疗养仅有数日。不管哪种情况，建议咨询看护管理员为好。

住院患者在申请照护等级认定时，主治医生若在意见书上写明"癌症晚期"是比较有利的。但令人困扰的是，有些医生不明此理，且出具意见书往往耗时很长。

不仅如此，在医生和护士中也有很多人深信，认定没下来就无法使用护理床，因此不同意患者出院。这实在令人无奈。若运气不好，遇到这样的医生和护士，患者可以尝试拜托出院协调室的护士或医疗社会福利工作者（Medical Social Worker，MSW）："我想尽早出院，请帮忙转达主治医生和病房护士。"出院协调室工作人员理解上述种种情形的可能性较高，所以这不失为一种好的方法。

Q16   个人认为，处于癌症晚期且需卧床修养应该相当于"需要护理5等级"吧。这一等级的护理，以现在36万日元左右的上限费用能完成独居老人的护理吗?

A16   虽说要根据具体情况断定，但多数人是可以实现的。

实际上，在该金额范围内，我们的居家临终关怀姑息治疗团队已经完成了10人以上的独居癌症晚期患者的护理工作。从便利性且充分地利用制度补助这一层面上讲，癌症患者是非常受益的。这是因为，即使上门护士每天到访，患者也可以用医疗保险来支付费用，所以可将其他服务纳入长期护理保险的支付范围。我认为在现行护理保险制度限额内，大多数癌症晚期患者的护理都是没有问题的。

正因为选择居家疗养，患者才得以缩减医疗和看护费的支出。如前所述，不管是独居还是与家人一起生活，大多数人一出院，回到日思夜想的家中，会立刻恢复生机，甚至恢复到了令人难以置信的程度。他们会高高兴兴地回到自己原有的生活中。卧床的病人竟然能起身活动，这样的例子也不少见。

很遗憾，这并非代表疾病本身得到了治愈。不过，比起在医院时，患者给人身心都病恹恹的印象会逐渐消失。很多人能保持着小愈的状态，在世的日子远远超过被宣告的生命剩余时间。

虽然说法奇怪了些，但居家治疗者病情恶化的确多是"一下子"的事，痛苦的状态不会延续太久。在我的印象中，大多患者是在病情急变的3到10天内，以十分接近PPK的状态离开人世的。

将病情急变后的时间作为看护期，就算一天请8次护工，即每3小时来1次，10天的花费大约在30万日元左右，其中超过长期护理保险上限的部分，患者须自行负担。

　　然而，从实际的例子来看，癌症患者多数并未获得"需要护理5等级"认定，而是在"需要护理2~3等级"的认定状态下亡故。所以，患者进入看护期后，为了能充分利用"需要护理5等级"所覆盖的服务，选好时机提前进行长期护理保险的再次申请是十分必要的。

　　若看护期超过一个月，30万日元将不足以支付相关费用。在这种情况下，建议患者考虑A12介绍的夜间镇静和A13介绍的留置导尿术。患者本人愿意选择留置导尿术的话，基本上是不需要巡回型护工的，所以在费用限额内的家庭护理将可以实现。夜间的纸尿裤替换等事项如果完全委托给护工和家政阿姨，那么相应费用会超过限额。关于留置导尿术的好坏，我想在下一问题中再谈一下。

　　Q17　人只要活着就得不断重复"进食、排泄"。即便是癌症晚期患者，为了最后的最后都能在家生活，需要怎样的护理呢？癌症晚期患者的24小时援助护理，在长期护理保险限额范围内真有可能实现吗？

　　A17　让我们将"进食、排泄"换成"饮食护理"和"排泄护理"两个词吧。护理保险制度范围内所能利用的上门护理服务是有限的。所以，患者若将必要护理部分完全拜托给家政阿姨或自费护工（个人负担全额费用），当然也要相应地增加大笔个人负担的费用。

　　在岐阜市，患者在该状况下聘请护工一天个人大概需负担1.5万日元，当然，地域不同，费用会有差别。饮食护理方面，经济不宽裕者最好的选择是拜托朋友、志愿者与护工组成每3~4小时轮流上门服务的互助组合。

排泄护理方面也有一些方法。首先是关于排便。癌症晚期患者最后基本处于无法进食状态，所以排便也相应较少。即使出现排便情况，也多是每3~4天1次的频率，在预计的"可能要排便了吧"的前一天，安排患者服用泻药。翌日，患者本人感受到便意的话，通过医疗人员的腹部按摩或灌肠等方法大多可以正常完成排便。如此一来，患者基本上不会弄脏衣物和寝具，会极大减轻护理的负担。

如果患者有点软便的话，使用乳酶生等治理肠胃的药也能将排便的频率控制在每周2~3次。如果是不进行灌肠的自然排便，有数小时内就可上门的护理服务，那么等到上门再处理也无不可。只要按一下触摸屏就能联系上24小时上门护理站的视频电话系统（请参照A27），此时就派上了用场。

使用吸便器也是方法之一。因为原理是将粪便溶在水中进行吸取，所以不是稀便也能进行，但在实用性方面，根据使用者情况的差异会有所不同。现在从事此种服务的经营者好像还很少，患者需要向居住地当地机构进行确认。我期待随着研究的进展，今后能有更方便更易用的器械被开发出来并普及全国。

然后是关于排尿。患者若能获得巡回型护工服务，人生最后的3~10天，护工每隔3~4小时上门服务，可以为患者进行纸尿裤的替换。

在无法获得巡回型护工服务的情况下，患者有两种选择。

一种选项是已经介绍过多次的，让患者从肮脏和不快中获得解放的留置导尿术。

如果患者对留置导尿术有抵触情绪的话，还可选择使用

"医用负压引流纸尿裤"。这是一种带有传感器的纸尿裤,当感知到尿液就会自动进行吸取,自2012年4月起被纳入长期护理保险服务范围。租借该纸尿裤月均花费约800日元以上,虽然附带的桶和导管费用约3万日元,但由于被纳入长期护理保险范围,所以个人只需承担一成的费用。专用纸尿裤两个月的用量大约是64片,花费为2.5万日元。

这种纸尿裤能持续使用24小时,患者也可选择只在无法及时更换纸尿裤的夜间使用它,早上可以更换下来,如此,患者可以更舒服地度过夜晚。

Q18　留置导尿术和灌肠都会形成医疗依赖吧?

A18　会形成医疗依赖。在通情达理的现场护工看来,这或许是岂有此理的回答吧。关于排尿和排便,尽可能设法将患者引导到卫生间让其自行完成排泄是好护工的骄傲。在充分了解这一点的基础上,当护工感到排泄护理非常为难时,留置导尿术和灌肠这样的方法才会成为提议。

我接下来按顺序进行相关说明。一般来说,患者排尿所需的身体护理是一天6~8次,有尿频倾向的老人每两小时排尿一次也并不稀奇,尤其令护工感到为难的是夜间的身体护理。为了照顾患者夜间"撒尿",每几小时就起来一次的同住家人的疲劳是我们无法想象的,甚至有同住家人会被逼到说出"我自己想先死""地狱啊"这一地步。越是努力的护工,其精力被消耗殆尽的概率也越高,最终的结局是家庭护理无法继续下去。

既然如此,索性将夜间的排泄护理拜托给夜里悄悄前来巡视的巡回型护工好了。但实际上,尽管家庭有财力利用该服务,但"夜里，护工一来就怎么也睡不好……（无法下定决心利用该服务）"好像是同住家人的真心话。

这样一来，独居在家忽然就变成了有利条件。因为患者只要能负担起相关费用，便不用在意任何人，可以在夜里尽情利用巡回型护工提供的排泄护理服务了。

当然也存在需要解决的课题。比如患者所在区域没有可以提供夜间巡回上门护理的事务所，或者尽管有相关服务而自己却没有负担相关费用的经济能力等。如此，留置导尿术和灌肠便成为这些患者的可能选择。

"排泄是人的尊严屏障，所以要将此守护到最后。"通情达理的护工所体现的这种态度是正确的。现实也的确如其所言吧。然而，从包含家族关系在内的各种状况来看，根据自己的意愿选择留置导尿术的人确实存在。现实中，即便有时护工会不经意间建议其"拔了吧"，说"就这样吧"而笑着拒绝的患者也不在少数。

谁都希望将"正确"放在第一位。但是，在当事人面临的现实中，不乏不得已改变顺序优先级的情况。我认为支持患者按照本人意愿进行更好的选择也是我们的使命。

Q19　您刚才说除了护工上门护理之外，还需要上门护士的援助，那么上门护士要做些什么呢？

A19　护士首先应倾听患者本人"疼痛、难受、痛苦"等诉说，思考解决这些问题的方法。另外，关于患者临终期的度过方式，护士在倾听患者本人意愿的同时，也要考虑不在一起居住的家属的心情。

护士能够开展护工办不到的医疗服务，如中心静脉导管（为了给中心静脉输入营养在皮肤中埋入的医疗器械）的管理、留置导尿管的管理、褥疮和创伤的处理等。而且，护士能够观察病情、判断患者的当场状态并及时应对，也能为预防并发症和病情恶化提供相应的援助。最为重要的是，护士擅长维持患者本人的生活，所以能够保持患者身心状态的生活质量。

疼痛会难以忍受吗？能够在家活到最后吗？饮食问题应该怎么办呢？戴着人工呼吸器等医疗器械也能安全地在家生活吗？这是患者共有的四大不安问题，而护士会探寻解决这些问题的方法并进行实践。

也就是说，上门护士所担任的职务涉及医生、药剂师、营养师、护工、看护管理员、康复负责人等各个领域，并要进行某种程度的应对。可以说，护士能够援助患者在日常生活中所需的任何事情。

不同上门护士机构擅长的专项和领域会有所不同，所以申请服务前，请先咨询一下当地的上门护士机构。

Q20　您将居家医疗的关键人物称作善终管理师，那么善终管理师的职责是什么呢？

A20　对于独居和在家疗养所需护理较少的患者，包含志愿者和民生委员等在内的整个地区资源的多职业合作的应对方式是不可或缺的。为此，不管是专家还是非专家，无论关系的种类及强度如何，以相同的"护理理念"统一将患者所必需的人和服务联系起来，确保每个人的专业知识和技能得到充分发挥的指挥官，就是我们所称的善终管理师。善终管理师不可或缺，这与精彩的演出和演奏不可缺少优秀的舞台导演或指挥家如出一辙。

我们小笠原内科的善终管理师同时兼任上述指挥家一角和所谓的"多面手"一角。例如，希望在家疗养的患者若有"反对患者在家疗养的远居他处的家属"，当患者与家属的关系陷入僵持状态时，我们的善终管理师会有计划地召集家人进行协商；善终管理师会充当清洁工和搬家师傅的角色进到独居患者家中规划护理床的安置空间；在患者生活援助不足的情况下，善终管理师还要担负培训志愿者以弥补人手不足等职责。

因为善终管理师能妥善处理上述种种问题，当他们找到正确的时机向我们医生发出"医生，该您出场了！"的信号时，医生的职责能得到最有效的发挥。医生最大限度地发挥其专业职能，对患者来说是最有益的。因此，善终管理师是不可或缺的存在。

善终管理师要精通医疗、护理、福利、保健所有相关知识和信息，也就是说，这些是成为善终管理师必需的资质。医生、护士、药剂师、看护管理员、护工、志愿者、民生委员、附近的居民、患者本人和家人的朋友、熟人等，从专职人员到与患者有私人人际关系的所有人都被善终管理师联系在一起，善终管理师是将这些人联结起来进行合作（表面关系）、协作（相互运用彼此专业知识和技能的关系）、协调（心灵相通的关系）的关键人物。当善终管理师预测患者和家属间可能发生状况时，通过灵活运用这些关系网进行协调，使"如愿死亡、满足死亡、认同死亡"（请参照A1）的家庭护理成为可能。善终管理师还应确保医生有能够提供充分介入的能力。

善终管理师虽不是国家职业资格，但在名古屋大学医学研究生院，已经在对护士、理疗师、职业治疗师、语言治疗师开展善终管理师教育，其目的是培训能够就职于医院的姑息治疗团队、出院协调室、居家医疗团队以及政府机关，作为多职业联动协作的关键人物从事实践和研究，结业后学校给予资格认证。

顺便提一下，我们小笠原内科的居家临终关怀姑息治疗团队，将持有看护管理员资格的、熟练的上门护士作为善终管理师认定的首选人员。平时，为了从远处监督团队整体的功能性和机动性，以维持随时都能出动的态势，最好有专职的善终管理师。

小笠原内科从2008年8月引入善终管理师的地域综合照护体系以来，癌症的家庭护理率大概从85%升至95%，以前难以治疗的病例现在也能够稳妥地在家进行临终护理了。

可以 PPK 吗？

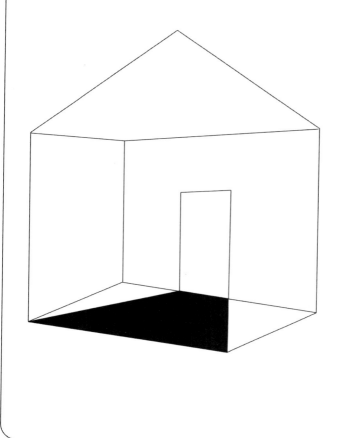

上野千鹤子：

◎PPK是老年人的夙愿。话说第一次听闻PPK时，我就感觉有些不快。

◎与身体残疾者打交道多了，我越发坚信，即便是行动不便的独居人士居家疗养也完全可以。

小笠原文雄：

◎应该有人认为PPK是幸福的吧。

◎然而要问我自己是怎么想的……现在还是觉得遗憾更强烈一些吧。因为一旦我这样亡故了，我的妻子也会感到悲伤，她连句"谢谢你陪我至今"也听不见。

PPK是老年人的夙愿。前一天还健朗的人，第二天早上身子就变得冰冷了……这叫作突然死亡。逝者本人感觉不到痛苦，家人也没有护理的负担，在这一点上或许是好的，但与罹患癌症不同，在没有心理准备的状况下，溘然而逝的本人也好，家属也好，或许会心有遗憾。并且，因突然死亡属于横死的一种，逝者将成为病理解剖的对象，其遗体不会被很快解剖后归还，没有遗体的话，葬礼就无法进行，反倒会造成麻烦。

　　话说第一次听闻PPK时，我就感觉有些不快。我说过很多次了，超老龄化社会意味着"缓慢地死亡"。连死亡本身都很费事。超老龄化社会的特点是人从衰老到死亡这段时间被大大地延长了。人不能在衰老中生存吗？在受他人照料的过程中一天天地活着，不行吗？

　　在PPK的思想中，对成为别人的麻烦的自己、受他人照料的自己、无法随心所欲行动的自己……老人有强烈的自我否定感。当听到一位因脑梗死留下后遗症的男性说"有时会想，当时就那样死了该多好"的时候，我感到很难过。"虽不能恢复如初，但通过康复训练达到如今的行动程度，你不认为这样的自己活下来真好吗？"对于我提出的质疑，他微笑不答。是的，我希望创造的是这样的社会：不管患者留有怎样的后遗症，不管患者伴随着怎样的不自由，依然能让患者本人认为无论如何活下来真好的社会。

对于没有别人的帮助就无法存活的人来说，有无住在一起照料自己的家人是事关生死的问题，至少在开始实施长期护理保险制度前是这样的。

今后，像我这样不结婚、不组建家庭的"败犬族"单身人士会逐渐增多，即使结了婚，因生离死别而成为独居者的人也将增多。即便没有同住的家人，即便留下了瘫痪的后遗症，即便不能再下地行走，我也希望在护工的帮助下继续独自在家生活。

昨日能行之事今日不再能行，今日能行之事明日不再能行……老年人就如同后天残疾者一般。与身体残疾者打交道多了，我越发坚信，即便是行动不便的独居人士居家疗养也完全可以。眼睛看不到也无妨，耳朵听不到也无妨，卧床也好，依靠轮椅生活也好，都无妨，在这样的情况下，获得他人帮助而继续在家生活的人大有人在。我甚至觉得，若能学到他们的生活技巧，一切问题都将不再是问题了。

那么一个人在如今的居所继续眼下的生活，接受护理，时候到了辞世而去，能做到这样也挺好的，不是吗？这样的想法是奢望吗？

Q21　您说PPK是老年人的夙愿，可这是真的吗？患者因脑卒中或心肌梗死发作溘然而逝的话，或许是幸福的，但如果是心脑血管疾病的话，只发作一次，人是死不了的，这是真的吗？

A21　应该有人认为PPK是幸福的吧。如果有如此期望，老人要在身体还算健朗时事先向家人和经常出诊的医生传达："我的愿望是PPK。"

能否因脑卒中等疾病溘然而逝是因人而异的。重症的话确实属于PPK，尽管患者可能会感受到痛苦，但也不过是短短一瞬，所以患者本人会比较轻松。非重症的话，尽管患者的命是留住了，但根据损伤的部位和程度，患者落下半身不遂或失语等后遗症的情况也不少。

由于心肌梗死发作导致心律失常，继而引起心跳停止，以这种方式亡故也算是PPK。可以说老人是夙愿得偿了。然而要问我自己是怎么想的……现在还是觉得遗憾更强烈一些吧。因为一旦我这样亡故了，我的妻子也会感到悲伤，她连句"谢谢你陪我至今"也听不见。

不论是脑卒中还是心肌梗死，患者一旦住院，其治疗方针并不取决于患者本人的想法，都是早已规定好了的，因此PPK难以实现。尤其是当患者乘坐救护车被送往医院时，医院会理所当然地认为患者或家属是希望进行急救和延命治疗的。如果救护车在刚抵达医院时患者就失去了意识，无法确认本人意愿，一旦患者呼吸停止，医生就会使用人工呼吸器等器材进行延命治疗，患者心脏停跳的话会通过自动体外除颤器（Automated External Defibrillator，AED）使心脏恢复跳动。

医生会向家人说明："进行手术的话，患者或许能够得救；不进行手术的话，将会亡故。"如此话语，使得家人不得不先应允下来，所以手术将会进行，然后患者就戴着人工呼吸器再活一段时日。

如果患者身体硬朗，通过接受延命治疗恢复到可以走着出院的例子也是有的。但另一方面，患者运气不好的话，在人生的最后时日忍受着胃造瘘或气管插管等医疗术、不得已饱尝"地狱之苦"而亡故的人也不在少数。也就是说，是否进行急救或延命治疗的瞬时判断是至关重要的。

雅史先生原先是一位直性子的木匠，他讨厌医生，在脑血管疾病发作后，并未长期被疾病缠身，在病情发作的第11天就逝去了。在此之前，雅史先生的三个孩子结婚后全都自立门户，雅史先生长年与妻子一起生活。然而在妻子住进特别养护老人之家后，90岁的他开始了独居生活，之后因腿脚不便于92岁开始接受上门诊疗。因为患有高血压、脑梗死、梗死后心绞痛（留置支架）、心力衰竭等宿疾，雅史先生每月接受两次上门诊疗，即上门护士站在对他进行24小时全天候服务的同时，上门护士每月还会再上门两次，饭食方面则使用外卖服务。

95岁的雅史先生接受过某电视台导演的采访。看到雅史先生的日常生活状况，导演惊讶不已："独自一人也能如此平静地生活啊！"如此祥和的好日子一直持续到雅史先生97岁那年的春天，腰椎病和胸椎压缩性骨折进一步降低了其日常生活的活动能力。尽管如此，因拒绝日间护理服务和护工，雅史先生并未使用长期护理保险。

那年秋天，据说雅史先生对久未到访的儿子嘟哝了句："大概也就只能活到这个月底了吧。"大约10天后的早上，上门护士到访雅史先生家，发现玄关门锁着，信箱里也积压了两天的报纸，护士急忙进到家里，发现了倒在厨房地面上的雅史先生。护士遵从一直以来拒绝住院的雅史先生本人的意愿，立马请求我出诊，并同时着手办理长期护理保险的申请手续和护理床的租借。

　　家人们接到紧急通知后匆匆赶来。我对他们说："能救治的话就治，不能救治的话就当是天意，为雅史先生进行不受苦的医疗护理吧。尽管令尊一直独自生活，但他在住惯了60年的家中内心丰富地生活至今，希望生命以PPK方式终结，若能如此的话，令尊应该会感到满足吧。""在自己建造的家中自在地生活，直到临终还能在家，父亲真是幸运的人。长久以来承蒙您关照了。"雅史先生的儿子如此道谢。

　　我们在家中为雅史先生进行了脑梗死治疗，雅史先生虽暂时恢复到能与家人对话的程度，但因之后没能取得好的效果，第6天开始发起了高烧，为了不让他受苦，我们只对他进行了吸入性肺炎的治疗。在一旁观察着这些情形的上门实习护士发表了以下感想：

　　在这种状态下，因过于不安而让患者住院的家属有很多，此时，如果医疗人员能够坚持患者本人的意愿，那么家人会感到安心吧。医生您说的"居所定，心便定，故能安详走向彼岸之境"真是至理名言啊。

　　翌日早上，雅史先生如自己生前所嘟哝的那样在其儿子身旁安静地远去了。我认为他的亡故是"如愿死亡、满足死亡"，似那日明朗的秋日晴空，对其儿子而言也是"认同死亡"吧。

　　另一方面，也有人尽管已经处于癌症晚期仍要求进行延命治疗，因此不得不痛苦地度过人生的最后阶段。

60多岁的孝雄先生得了胃癌，癌细胞已经转移到了肝脏。他表示："去医院太困难了，明天开始请为我进行居家治疗吧。"在来小笠原内科咨询的当天夜里，他就不幸因食管静脉瘤破裂而吐血，陷入无法止血的状态。

如果居家疗养的话，我们就只给他进行消除痛苦的处理，让他尽可能地舒适，然后顺其自然。然而，在被紧急送往医院后，基于主治医生的判断，孝雄先生从口到胃被插入称作三腔二囊管的橡胶管，医生采取了往里面注入水来压迫食道壁以止血的方法。一般情况下，通过压迫，血是能够止住的，然而孝雄先生因癌症变得很容易出血，血一直止不住。通常7到10天左右就能拔除的橡胶管却因止不住血而无法拔除。最终，孝雄先生在插着橡胶管的痛苦状态下离开了人世。

其妻的悲叹之深令我印象深刻，她说："被痛苦折磨的丈夫的面孔无法从我脑海中消散。"因而她一直失眠。之后，随着亲朋好友开始聚在一起共同分担悲伤（安慰沉浸在悲伤中的亲人，详情见A47），她才勉强踏上恢复之途。

正如我们所看到的，一个处于癌症晚期或高龄的患者，一旦被送到医院进行抢救的话，事情就可能沿着与PPK相反的方向发展演变。我认为对此还是事先注意一下比较好。

Q22　有同住家属的话，患者在脑卒中发作后能被立马送至医院。然而，独自一人的话，患者无法通知任何人。也存在一些人，曾经发作过脑卒中，现在处于不知何时病情会再次发作的状态。因为独自生活，所以一个人会为自己在倒下时能否立马被他人发现而感到不安。那么，为了尽早被他人发现，一个人事先须做些什么准备呢？

A22　一个人可以做好使护工或上门护士每天到访的护理计划，或者事先请求志愿者和邻近居民每天向自己搭话也是可以的。此外，事先委托报纸、牛奶、乳酸饮料等物品的配送员兼顾照看一下自己也是一种方法。

我建议患有慢性疾病的人安装只需一个按钮就能与上门护理站等机构进行紧急联络的系统。在某些情况下，只需轻轻一按挂脖式联络器的按钮就能与上门护理站取得联络，该机构可以全天候响应。之后根据需要，出诊护士会与医生取得紧急联络。

事先在手机上做好设置，确保能立马与上门护理站取得联系，这种方法也是可行的。在该情况下，事先签订好24小时服务和每月一次上门护理合同会让人更加安心。

但是，没有慢性疾病的健康人士在遭遇脑梗死发作时，要毫不犹豫地呼叫救护车，因为脑梗死在病发后的三小时以内被治愈的可能性较高，此时接受急救和延命治疗是有益于患者本人的。

对于患有脑血管方面疾病的人，在病发可能性高的情况下，患者要事先做好能立马与上门护理站取得联络的准备。就算有8位家属，患者白天却是独自生活，也要按与独居之人相同的水准事先做好准备工作。

Q23   有没有让分开居住的家属也能对患者进行照料的方法？

A23   家属尽量每天打电话，哪怕是短时间的通话也好，听一下患者本人说话是最好的，在无法打电话的情况下，购买照料患者用的各种设备和必需品也是不错的选择。另外，家属也可以利用家电厂商的电饭煲、电热水壶，以及煤气公司的计量表等来确认患者的安全状况。

在我所经历的例子中，有的子女会在卧床不起的父母卧室中安装监控摄像头，每天确认父母平安与否。在双方认可的情况下，这或许是不错的办法。但是，如果子女为了自己方便和自我满足，强迫老年患者安装监控系统的话，反而会产生问题。

卧床的父母再怎么让人担心，也有人绝不愿意让自己的卧室被安装上监控摄像头，过着每天被监视的生活。被看守到这一步，有人宁愿在不被任何人注意到的地方清净地死去。

尽管患者与家属是亲子关系，出现价值观与人生观完全不同的情况也不稀奇，有关死亡的想法也会不同。这种情况，是为了满足家人而让患者忍耐，还是家人尊重患者本人意愿稍许忍耐呢？结论不是显而易见的吗？

Q24   呼叫救护车将患者抬进医院的选择，究竟由谁来做较为合适呢？关于那时的选择，我们应事先向家属传达些什么呢？

A24   若是在家属都在场的情况下患者昏倒，因患者处于倒地状态，呼叫救护车的当然应该是同住的家属，下决定的多是儿子（长子）吧。家中大事由户主也就是成人后的长子做决定，这种文化在日本仍根深蒂固。

　　这个暂且不提，其实家属之所以立刻拨打119[①]是有原因的。

　　因为家属平常被医院的医生和护士反复灌输"患者有任何情况，请尽快来医院"的思想。这种乍一听让人觉得体贴的话，又可以称为"恶魔的低语"或者"魔女的细语"。因此，家属在患者需要急救时会谨遵医嘱呼叫救护车，并深信那是最佳选择。

　　然而，对于倒下的患者，这是不是最好的选择，不可一概而论。限于我观察到的被送往医院急救后的患者现实情形，有时我甚至认为患者在救护车上亡故或许算得上是某种幸运。患者被抬进医院，不得不接受戴着人工呼吸器进行延命治疗，这是最不幸的，患者直到离世一直在遭受痛苦的折磨。不但患者最后的痛苦姿态会暴露在家属眼前，而且家属与患者也不能好好地完成最后的告别。因此，家属会憎恨"患者有任何情况，请尽快来医院"这般低语的医生，彼此关系最终多以家属再也不去那家医院而结束。

　　一个人已经处于病情末期，尤其是癌症晚期患者，希望在家疗养，希望"在家安详离世"的话，事先反复向家人或身边人传达"我不想接受延命治疗""无论如何请不要呼叫救护车"等信息是必要的。

---

① 在日本，发生火灾、求助、求救、呼叫救护车都是拨打119。

Q25　医生您说过，不少人正是因为被送至医院治疗而留下严重后遗症的。"那时，家人如果没有为我打急救电话就好了……"之后，如果患者产生这样的想法，真是一件令人难过的事情啊。那么，家人如何做才好呢？为此，患者要与家人建立怎样的关系，事先做好怎样的准备呢？

A25　首先，家人不要将关于是否接受延命治疗、临终护理以及死亡的话题视作禁忌，事先在平时充分交流为好。"嗯……话虽如此……，一起聊聊吧……"当一方艰难地主动提到此类话题时，另一方应该立马给予回应，开始商量，那么从一开始便没那么辛苦了。

亲子之间自不必说，夫妻间对于这种话题都容易感到踌躇和困惑。我非常明白大家想要将严肃话题尽量往后推延的心情。毕竟在交谈前，关于这些话题自己是如何想的都很难理清。

在这种情况下，借用第三方的力量也是一种方法。如果想弄清何谓死亡以及有关接受临终护理的愿望，与医生、护士、善终管理师或看护管理员等专家的谈话可以作为一种契机。

在小笠原内科，患者会在家人的陪伴下前来了解检查结果，也会参加确定诊疗方案的会议。我有时会直截了当地询问患者："想在家临终，还是想在医院离世？"通过第三方专家的介入，患者本人与家属将不得不直面他们面临的状况，能够一点一点将只存在于脑海中的模糊想法和感受化为语言表达出来。

哪怕一次也好，大家将直率的想法宣之于口，就能从以前的"不吉利""会不会被误解是为了财产……"等担心中解除建立起的防御，使对话意外地变得坦率起来。

Q26　前面听您说过，患者与经常出诊的医生或者上门护理站的日常交流是重要的，但患者一旦出现紧急情况，在拨打119急救电话前应如何做为好呢?

A26　我建议，在拨打119急救电话前先联系上门护理站或经常出诊的医生，咨询关于住院的建议。

我的另一个建议是，患者应事先将一旦出现病情发作等突发状况希望别人如何做的意愿写于纸上，纸可以贴在枕边或固定电话的附近。虽然患者平常会交代，但因为没将此意愿写于纸上而导致信息没能准确传达、事情进展不顺利，这样的例子不胜枚举。所以重要的事要尽快写到纸上。

当患者痛苦的姿态映入眼帘，当看见血，家人容易陷入恐慌之中，应该做的事和不能做的事便全部抛到了九霄云外，经常会当即拨打急救电话。提前在患者本人的床边或固定电话旁等一眼就能看到的地方，张贴写有"不要呼叫救护车""联系上门护理机构""不进行延命治疗"等纸条，应该能促使家人的行动趋向沉着。

此时，如果上门护士或经常出诊的医生断定，患者即便住院，大概也只有不到三个月的时间，我认为医疗人员有必要拿出勇气向家属传达"住院或许只会令患者遭受更多痛苦"这样明确的信息。

向家属如此建议的理由，我通过下面的例子进行说明吧。总是笑呵呵的80多岁的毛利先生患有轻度认知症和晚期血液肿瘤，他仍继续在家独自生活。毛利先生在家生活会感到愉快，一住院就面无表情，认知症的病状也会加重。因此，在其长子、女儿、次子媳妇等人多次召开协商会（包含居家临终关怀姑息治疗团队在内的家族会议）后，家属做好了"在家中送别父亲"
的心理准备，让毛利先生继续居家疗养。那时，大家甚至达成
了一致意见，同意"若毛利先生出现吐血、便血、咯血、脑出
血等无法救治的情况时，就放弃治疗，只进行消除痛苦的护
理"。

之后不久，毛利先生脑卒中发作，这是原本就让人担心的
事。其家属与上门护理站取得联系，也立马与正在出差的我取
得联系。

上门护士问我："从未见过面的毛利先生的一个儿子说'我
想去医院弄清父亲究竟是脑出血还是脑梗死'，这可怎么办呢?"
我在行进中的新干线上回答说："去了也没意义。"然而，护士
说其家属已经呼叫了救护车，并"已经开始去医院弄清（疾病
名）了"，我让护士帮忙转达："无论如何都想弄清楚的话，检
查后就回家为好。"

患者被诊断为脑出血后，一家人准备回家，可这时主治医生
对他们说道："不做手术的话，人很快就没了，建议进行手术。"
家属听到这话可能发生了动摇，答应进行手术。于是，医生竟然
对患有认知症并且已经是癌症晚期的患者进行了手术。

结果，毛利先生在手术时被戴上了人工呼吸器，一个月后
便在那种治疗状态下逝世了。患者在生命的最后，接连经受住
院、手术这种痛苦的体验，早前所达成的"不要进行延命治
疗!"的患者本人与其家属的愿望化为乌有，患者平稳度过居家
护理的日子的希望也化为了泡影。

可能决定送患者去医院的家属们认为，突发脑梗死若进行
积极治疗或许能够康复，因此他们认为那种选择是最好的吧。
可对于毛利先生而言，什么才是最好的呢? 对于没有参加协商

会的儿子，我很后悔没能让他稍稍抽出一点时间来听一下说明，但为时已晚。

无论如何请记住，若患者乘坐救护车到医院，未来等待患者的很有可能就是这样的现实。

Q27　假如患者因脑血管疾病留下偏瘫后遗症，那么继续在家中独自生活还有可能吗？分开居住的家属认为患者无法独自生活，所以为了安全、安心会强烈建议患者入住疗养所或医院。

A27　患者独自生活基本上是可能的。如前文所述，安装紧急联络系统的话，在某种程度上可以避免"发现患者时已经晚了""患者死了也没人发现"类似憾事的发生。

按照前面章节所介绍的那样，排泄护理方面，通过巡回型服务配合留置导尿术等是能够应对的（请参照A17、A18）。

饮食和洗浴（擦拭身体）方面，这些若纳入上门护理的服务范围的话，基本也没有问题。患者在戴着人工呼吸器等情况下，尽管时常需要医疗护理，但与癌症晚期的情况相同，可通过利用护工或护理服务等手段，使生活质量在某种程度上得到弥补。

"紧急时刻自己能否拨打电话"可以成为患者能否继续在家独居生活的一个判断基准。

在自己能够打电话的情况下，独居生活是没有问题的。只有无法打电话的独居者可能比较困难，但如果进行一些思考，想一些办法的话，也不是绝无可能。

如果患者安装只需轻触屏幕便能24小时全天候与上门护理

站取得联系的视频电话系统，就能克服上述困难。

下面向大家介绍86岁的美津子女士的事例。她按照自己的强烈愿望，一直在家独自生活。美津子女士的病历上列有12个疾病名称，处于"需要护理5等级"。因癌症导致骨盆骨折，她连厕所也上不了，只能在床上生活，并且因为眼睛看不清楚耳朵听不清楚，所以无法使用普通的电话。但是，我们在从其床上的固定位置伸出手刚好能触及的地方安装了视频电话，她只需指尖触碰一下显示器便能24小时与护工进行对话。美津子女士的样子也能显示在对方的显示屏上，所以一旦有什么情况，护工便能立马进行合适的应对。

美津子女士在喜欢的家中继续着自由的生活，她表情明朗，还会说"每天晚上想着明天谁会来呢，就很开心"之类的话。

如美津子女士这般继续着自己所希望的生活，人自身的免疫力自然会提升，因此很多人会出乎周围人的意料，愉快地生活着。

同时，由于分开居住的家属的原因而被迫住院或住进疗养所的患者，则可能压力上升，免疫力下降，认知症状加剧。只考虑安全性的话，确实医院和疗养所更有保障，但是如果内心丰富地告别人生的喜悦被剥夺，对患者本人来说就本末倒置了。

对于无法理解这一点的家人，我有时会问他们："在某种意义上，最安全、最安心的地方是监狱，但你认为有人会想去监狱吗?"答案是显而易见的，几乎所有的人都回答"不会"。"那么，"我继续说，"那你就去实现患者尽管是独居也想在家生活的愿望。否则，强迫患者入住疗养所或医院，说是将其强制监禁在监狱也不为过。实现患者强烈的愿望虽伴有风险，但如果你能看到那些抱有'想在家离世'愿望的人的真实情况的话，他们顺利的生活方式会让你感到惊讶的。"也有家属在听了我的这番话后，下定决心："那么，我们也……"

归根结底，要看是谁来选择自己的生活方式和离世方式，以及优先考虑谁的选择。子女断然拒绝临近死别时的父母最后的愿望的话，父母也只好放弃。因为将子女培养成只拥有这种思考方式，父母也有责任。

Q28　哪种情况是患者无论如何努力都无法进行居家疗养的呢？

A28　患者处于使用人工呼吸器、须定期吸痰且自己无法拨打电话的状态吧。但是，即便在这种状况下，做好志愿者、护工和护士每隔2~3小时一次巡回看护准备的话，我认为问题解决的可能性还是比较大的。

在超出长期护理保险服务范围的情况下，患者也有使用残疾人自立援助法服务的选项，能充分利用所需服务的话，就可以继续在家独居的生活。

然而，虽说有这般可靠的实际操作方法，但也有难以实现在家生活的法律现实。2012年4月《长期护理保险法》的部分修订，虽解除了"禁止护工操作吸痰"等禁令，但仔细一看，也并非能轻易实现。护工对非特定的大多数人进行吸痰等操作，事先必须参加50个小时的讲座培训，且技能培训相当辛苦。我认为将培训添加到护士的培养课程中还好，培训已经工作了的护工实在困难。

工作中的护工在听完8个小时的讲座和演习后，还要在特定患者的实地培训中进行吸痰操作。对没有护理家属的患者来说，连可以被称为最后的堡垒的家政阿姨（自费护工）也要参加同样的培训。

我来进行重新提案吧。对制度的调整以及为了让住在日本任何地方的人都能利用服务，增加能够吸痰的护理商业机构是当务之急，这也将成为迈入"无论处于什么状态，谁都能在家生活"的社会的第一步。

Q29 临终时没有人看护的独居老人在家中独自离世，分开生活的家属没能见上逝者最后一面，家属会有自我责备的倾向。小笠原医生，您会对这些家属说些什么呢？

A29 我会说，请不要自我责备，逝者实现了自己的愿望，所以很满足，这挺好的。但这仅仅是对于该问题的一个回答，在此之前，有件事一定要让上野女士您和大家知晓。

那就是如下的事实：独自生活的人在接受合适的居家临终关怀治疗后在家中离世，且不可思议地没有什么痛苦的模样。

该事实不仅无法在媒体上传播，并且仅仅因为"临终时没被任何人看护"还会引发"孤独死"的骚动，患者的死亡还容易被认为是悲惨的、孤独的、可怜的，但实际上那样逝世的大多数人都留有安详甚至是幸福的表情，这是居家临终关怀工作现场相关人员公认的事实。新闻报道的事例，即患者死了一段时间后被发现并由警察介入的孤独死，与基于患者和看护团队互相理解实现的"在家独自离世"有着天壤之别。

因此，接受居家临终关怀姑息治疗的患者在独自一人时离世的话，我们会给遗属看逝者最后的容颜，并告诉他们："患者本人'想在家生活到最后'的愿望得以实现，真是太好了。"

　　家属担心万一患者出现什么情况，所以希望患者入住疗养院或医院，乍一看这好像是出于对患者的体贴，但这并非患者的期望，结果只会给患者本人带来一种"没人理解自己"的孤独感和空虚感。当然，患者本人期望入住医院或疗养所的话是没有任何问题的，但确实存在无此期望的人。不管选择哪条路，人终将走向死亡。

　　对于听到这样的说明后仍自责的人，我会说："患者本人所期望的'想在家离世'即是'想在家活到最后一刻'，这是患者本人的大愿（实现宏大的愿望）吧。大愿是伴有风险的，尽管患者在身边无人时离世，那也不过是微小风险之一，比起这些，还是让我们为患者本人的大愿得以实现而高兴吧。"这番话在患者本人去世后也许只会被当作借口，所以患者要在在世的时候好好向家人说明。

Q30　一个人该如何在自己的居住地与如您这般值得信赖的医生和上门护理站建立联系呢？此外，该如何去寻找值得信赖的医疗机构呢？

　　A30　我认为口碑是可靠的，实际使用过相关服务的人们的评价是最值得信赖的。此外，前往所在区域的两三所上门护理站咨询一下，找到值得托付的医疗机构也是可以的。想通过数据进行确认时，请浏览由日本居家临终关怀协会管理的"癌症晚期患者的家庭治疗数据库"。

　　日本居家临终关怀协会网址：http://n-hha.com[①]。

---

① 原书版本提供的网址是旧网址，已无法访问，这里给出的是最新的正确网址。

数据库登载信息有：是否日本居家临终关怀协会的会员；癌症晚期患者与非患癌人员居家临终看护数；独自生活的人的护理需求是否也能应对。不过，现阶段该数据是由各医疗机构自行申报的。

再者，也可以向上门护士、地域统一援助中心、医院的出院协调室、民间咨询援助机构、志愿者以及看护管理员进行咨询。本书卷末转载了日本居家临终关怀协会数据库中小笠原内科的相关信息，希望能够为读者寻找居家临终关怀姑息治疗医疗机构提供一点帮助，并为读者寻找相关机构时须留意的关注点提供一点参考。

衰老死亡是幸福的吗？

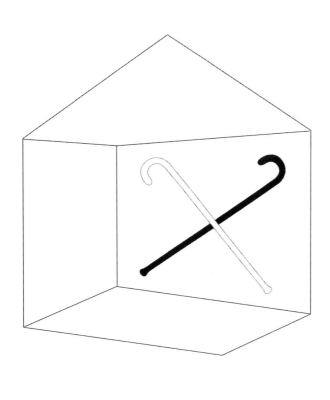

上野千鹤子：

◎ 衰老死亡指的是怎样的死亡方式呢？

◎ 一个人从卧床不起到离开人世会有多长时间？

小笠原文雄：

◎ 因衰老而死亡就意味着长寿的人生。

◎ 如上野女士您所说的，可称其为自然法则，就如同草木枯萎般回归自然，所以一个人基本没有疼痛、难受、痛苦的感受，告别此世如同安详地睡去。

如今，年逾百岁的长寿老人已不再稀奇。据说不久前人们还会进行百岁祝寿活动，但现在有些地方政府却因长寿人数越来越多而终止了该项活动。我还听说，在冲绳这样的长寿之乡，好像还有前一天仍在田里干农活，第二天一早身体变得冰凉离开人世的老人。虽然人们希望远离环境污染，远离城市生活压力，憧憬自然死亡的人生，但我认为这对当下的日本人而言终究是无法实现的。

　　在超过85岁的人的死因中，衰老所占比例在上升。衰老死亡指的是怎样的死亡方式呢？

　　最近，我不仅单说"老"，还说组合词"衰老"一词，也就是因年老而身体慢慢走下坡路的意思。我已逐渐明白走向死亡须要经历的过程。首先，一个人的腰腿会老化，走路变得困难起来，渐渐无法站立；接着，卧床不起；再过不久，无法咽食，继而无法饮水，出现脱水症状，变得如同枯木一般；最后，开始出现呼吸困难，最终因呼吸停止、心肺停止工作而瞳孔放大。这就是一个人死亡的过程。怎样的状态算是衰老死亡呢？若能预料该过程，便可令人安心了。

　　生命如同树木枯萎一般走向尽头……可以认为这是非常自然的过程。一种说法是当人进入饥饿状态时，体内会分泌出类似止痛药的物质，所以人感觉不到痛苦；也有说法认为，当人出现脱水症状时，会意识模糊继而陷入昏迷。在该过程中不对老人进行多余的医疗介入，以使其"安详离世"，持有此种主张的医生也逐渐多了起来。

　　然而，超老龄化社会正是能够将该过程极大延长的社会。若无家人支撑，居家衰老死亡终是无法期待的。这就是独居者的不安所在。

　　一个人从卧床不起到离开人世会有多长时间？在无法进食后，是否要补充营养液，实施胃造瘘？应该由谁，又该如何进行选择？在无法进食且卧床的状态下能否独居在家？需要怎样的护理？事先与医生及护士建立怎样的关系为好？

　　我曾以为在家衰老死亡是以与家人同住为前提的，独居者只能选择在疗养所或医院离世。但是，也有很多老人尽管有家属同住，在白天却无一人陪伴，我们称此为"白天独居"；而且，大多数老年独居者实际上是有家属（子女）的，只是分开居住而已。如果父母可以在所住家中独自衰老、安详离世，想必家属也能获得彻底的安心吧。

　　"直到离世都想待在家中"，老年人的这一夙愿该如何实现呢？

　　Q31　衰老死亡是指什么样的死亡方式呢？那是一种幸福的死亡方式吗？

　　A31　因衰老而死亡就意味着长寿的人生。如上野女士您所说的，可称其为自然法则，就如同草木枯萎般回归自然，所以一个人基本没有疼痛、难受、痛苦的感受，告别此世如同安详地睡去。

　　并且，衰老意味着一个人度过了许多人生危机并保全了性命，从这个意义上讲，衰老死亡也是一种"认同死亡"。家属及身边之人也会认同这一死亡方式，对此报以祝福吧。尽管无法进行单纯的比较，但是衰老死亡与可以同身边之人告别后离世的"癌症死亡"是差不多同样幸福的死亡方式。

　　衰老的认同死亡条件是没有过多的医疗介入。比如，即便是认知症患者，也不进行胃造瘘或通过中心静脉导管打24小时点滴等强制延命治疗，患者将逐渐进入脱水状态，继而平稳安详地逝去。适当的脱水正是消除痛苦的最佳良药。临死前住院导致的痛苦是因为打了太多点滴，体内被注入了远超人体处理能力的水分，所以身体会肿得虚胖，更有甚者严重到因引发肺水肿而遭受痛苦，正所谓"过犹不及"。

　　打点滴的话，应该注入与人体的处理能力相同或者更少的量，因为行将就木之时人体的处理功能会一点点地衰弱，匹配人体机能的点滴容量也会从500毫升逐渐减少到最后的200毫升左右。最后，油尽灯枯，离开人世。

　　但是，这样的用量调整须患者本人、家属与医疗人员在事前进行充分的商量，因为最近也出现了完全不给患者打点滴的医生。这些医生大概认为："患者极度脱水的话，虽然因咽喉干渴会有暂时的难受时期，但死时全身会分泌出内啡肽物质。"

　　如果患者本人和家属在事前没有认同完全不打点滴的做法的话，患者逝后，遗属可能会产生"这样做真的好吗？"的苦恼。仅以医疗一方的过度自信来说服家属并不恰当吧，我认为凡事适度为好。

　　接下来为大家介绍一个油尽灯枯的衰老死亡事例。富久代女士于2000年在家中看着丈夫离世，四年后，2004年9月，92岁的她因为腰腿退化加之心力衰竭开始接受居家医疗。她因有在家护理丈夫的经验，便自然地开始了居家医疗。虽时而出现吸入性肺炎症状，但每次上门护士都会快速赶来打点滴，一周左右后便会治愈，所以她一直继续着子女、孙子和曾孙围绕膝下的居家生活。

　　从2011年夏天开始，即便在白天，富久代女士在卧床沉睡中度过的时间也越来越长了。但在将近100岁时，她仍可以在上门护士的协助下，在家中完成洗浴和用便携式厕所进行排泄。

　　2012年4月8日，她完成了丈夫去世13周年的祭奠。在翌日护工上门协助洗浴时，富久代女士还表现出了"啊，真舒服啊"的满足神态。在那之后，她进入无法进食的卧床状态，每天打500毫升的点滴，血压从13日开始逐渐降低。

　　14日，我到访富久代女士家，其长女号啕大哭道："母亲要走了！"我劝慰道："您母亲迎来了期望的百岁诞辰且是没有痛苦地衰老，这是一件值得高兴的事，该做红小豆饭①庆祝的。您这样哭的话，您母亲会心有挂念无法安然离开的。"在一旁听着这番对话的富久代女士对我说道："我要死了吗？一直以来谢谢您了，医生。我女儿就拜托您了呀。""哎呀，您喜爱的孙子还没回来，现在还不是时候。"正说到这里时，她孙子就出现在了玄关处。富久代女士看到孙子的脸，瞬间喊叫起孙子的名字，音量之大吓了我们一大跳。然后他们开始告别，我便告辞暂时离开。在走之前，我给她的家人留下了"富久代女士不久便要

---

① 红小豆饭是日本的一种庆祝餐食，常在喜庆的特殊节日烹煮。

永别了吧，她走后，请家属与上门护士一起进行遗体护理"的指示。

之后，我听说富久代女士留于此世的时间远远超过了我的预测，那是因为她最喜欢的曾孙还坐在最后一班前往岐阜的新干线上。最终，她圆满实现了与曾孙告别的愿望，在见了所有想见之人后安心入睡，于15日毫无痛苦地离开了人世。这的确可谓寿终正寝了。

看着她离世的家属与上门护士，之后花费了两个小时进行遗体护理，分享满足感与幸福感，缅怀富久代女士。

话说，最终富久代女士的家属们是什么时候吃的红小豆饭呢？在我们那一带，有在举行追悼会时吃红小豆饭的习俗，但不知是不是因为我所说的话，这一家人在头七法事时就一起吃了红小豆饭。我觉得那真的很好。

专栏　临近离别之日的信号（症状）

人在临近离别之日时，其信号会因为衰老及病症、病情的不同而各种各样。一个人接受适当的居家临终关怀姑息治疗的话，走向离别之日可能要经历以下过程，但以下也只是一种判断基准。

①无法进食后约两周时间、无法喝水后约一周时间。

②精神恍惚、睡眠时间增长的话，约一周时间。

　　③出现幻视、幻听和不明意义的言行（神志不清）后约6天左右。

　　④呼吸变得不规律、开始呼哧直喘后约5天左右。

　　⑤撒不出尿后约4天左右。

　　⑥无法进行对话后约3天左右。

　　⑦无法回答呼唤后约2天左右。

　　⑧出现铁锈似的血臭（尸臭）后约1天左右。

　　⑨手脚变得冰冷且成紫色后约半天左右。

　　⑩呼吸停止即是离别之时。

　　虽有个体差异，但这是我所观察到的老人独自在家离世的自然过程。

　　如果你担心你的亲人，咨询上门护士，共同守护亲人的生命吧。

Q32　要想实现衰老死亡，一个人该怎么做才好呢？

　　A32　自己事先要清楚准确地将"不希望进行延命治疗"之意传达给家人和护理人员，提前将此意写于遗嘱或纸上的话更好。并且，被传达此意的家属在需要该信息的场合，即在面临选择是否在医院接受急救的事态时，要代替患者本人将此意清楚地传达给医生。

　　如果你正在住院的话，要尽早出院。除非因急性病无论如何都要住院，否则不要住院。多数情况下，患者住院后，医院都会为了"延长患者生命"用各种方法持续为患者补充水分和营养。一般进入临终看护期的老年人的体力会逐渐下降，当然，代谢能力也在缓慢减弱。尽管如此，以医疗之名持续给患者注入超过身体吸收能力的水分和卡路里，好像能使患者再多活50年似的，实则如同鞭打老马一样。

当然，马若还有余力的话，被鞭打时可能还会多少跑一跑。但对于老人，在多数情况下，只会令生命之火已经缓缓衰弱的人白白受苦。相反，若完全不打点滴而只是照看的话，照看者一方的心情是很难受的，并且在患者本人逝世后，照看之人，也就是遗属，大多会产生后悔和自责的想法。因此，我认为进行少量点滴输液是最好的。

接下来是向来虚弱、一直在服用降血压药物的91岁的静枝女士的事例。高龄人士住院大多会出现认知症症状，静枝女士在2010年9月因中暑住院后也出现该症状并开始无法进食。医院的医生劝说家属为静枝女士进行胃造瘘手术或通过中心静脉导管24小时输入药物。家属意欲拒绝时，医生好像做了"这样出院会饿死您母亲"的说明。

尽管如此，静枝女士自己全力诉说"想回家"的意愿，因此家属决意让她出院，未遵从医嘱、半强制地将她从医院带回了家。虽然回到了家中，但曾经常就诊的医生拒绝为其上门出诊，走投无路的家属拿着医生的介绍信来到了我们诊所进行咨询，这就是我们与静枝女士相见的契机。

我们立马开始为静枝女士打点滴，并开展包括上门护士进行足疗的居家临终关怀姑息治疗。不知是不是回到家后放松下来的缘故，静枝女士在出院后的第二天，认知症状就开始出现改善的倾向，也能够进食了，虽然只是一点点。之后，上门护士在进行每周三次、一天总计500毫升点滴输液的同时进行护理作业，静枝女士的日间护理服务恢复到只需每周一次，回归到了平静的日常。

在出院20天后，静枝女士与家人在餐桌上一起用餐，边看电视边笑，在喝完一口茶后猝然逝去。之后，家属面带感激地对赶到现场的我说："医生，这真是如愿死亡、满足死亡、认同死亡啊！"

如果静枝女士继续住院生活的话，结果会怎样呢？在连患者本人意愿都无法确认的情况下进行胃造瘘手术的话，静枝女士可能直到离世都会痛苦不断。家属看着那种模样却无能为力，内心必定十分纠结，而且静枝女士离世后，家属间可能还需要悲伤辅导[①]。

衰老死亡是如同老木在生命终结之时无声且缓慢地从根部倒下一般的死亡方式。我感觉，我们需要的是与超越人类智慧的自然共存，不剥夺各自的"应该结束之时"的医之礼法。

Q33   独居之人也可以实现衰老死亡吗？

A33   一个人有这个意愿，并且得到没有住在一起的家人的同意，在这种情况下是可以的。但是，如果家人反对，说服他们会花费大量的时间和精力。下面我为大家介绍两个截然相反的事例。

事例一来自80多岁的妙子女士。在她无法进食后，分开居住的家属希望把她送去医院实施胃造瘘手术，最终她没能实现独居衰老死亡。在我们的团队开始接触妙子女士时，她患有肝

---

① 对沉浸在丧失家人悲痛中的人进行心理辅导和安慰。——译者注

硬化、间质性肺炎和认知症，并且已经处于接近卧床的状态。在妙子女士几乎无法进食的时候，我们考虑到其家属的意愿，开始为她进行每天500毫升的点滴输液。我跟她的家人商量："妙子女士可能只有一个月左右的时间了，我认为老人没有痛苦地离开人世是自然的法则。"妙子女士的长子和长女也对这个想法表示认同。

然而，其长女的女儿，即在医院做护士的外孙女表示反对："不进行胃造瘘手术？没有这样的选项。"听取女儿建议的长女轻易改口道："还是给母亲进行胃造瘘手术吧。"如此，已经进入"平静衰老死亡"倒计时的妙子女士被送进了医院。

不幸的是，住院后立马接受胃造瘘手术的妙子女士紧接着出现呕吐状况，并引发了窒息和吸入性肺炎。尽管医院实施了急救，但是妙子女士还是很快就去世了。让人颇感讽刺的是，胃造瘘不仅没能延长妙子女士的寿命，反而成了"催命鬼"。

像这个例子，为实现患者本人的愿望，我们举行了协商会议（含居家临终关怀姑息治疗团队在内的家庭会议），但当没有参加这个会议的人拥有了发言权后，好不容易制订好的计划就会被瞬间打乱。妙子女士这种情况，如果包括外孙女在内的所有人都参加协商会议，并且同意老人以独居的形式在家迎接死亡，老人或许可以不用白白受苦反而可以平稳地衰老而逝。我并不是要指责其外孙女，在某种意义上，她的意见只是遵循了日本大多数医疗相关从业者共有的"常识"。在她看来，身为护士，自己能够帮助到外祖母，这也是从她的立场所能采取的善意举动。因为在日本的医院里，"为无法进食的人实施胃造瘘手术"被视为理所当然的事情。

大约从2011年开始，对认知症晚期患者是否应该进行胃造瘘手术和使用人工呼吸器的问题，日本老年医学会等机构终于展开了相关的调查和报道。这一问题开始进入医学的讨论领域。我希望该问题今后可以得到更多人的关注。

事例二来自92岁的定道先生。他本人希望独自面对死亡，也获得了家人的同意，最终幸福地实现了衰老死亡。定道先生80岁那年，妻子先他而去，85岁的时候，他从大阪搬到了儿子居住的岐阜，自此开始了12年的独居生活。定道先生患有心脏瓣膜病、心力衰竭、低蛋白血症、右下肢溃疡和腰椎压迫性骨折等疾病，在他无法行走的2007年2月，我们受他经常去的医院的委托为其开始了家庭治疗。

定道先生因为不喜欢吃药而拒绝服药，导致心力衰竭加重，9月份再次住院。但由于无法进行心脏手术，于一个月后出院，继续在家中进行吸氧治疗。然而在11月13日，他因不愿吸氧导致身体状况进一步恶化，刚要给他打点滴，他就非常激动地拒绝，让人无计可施。其长子提出"想要尊重父亲的生活方式"，并于18日签署了"顺其自然"的书面承诺书。在我们于19日停止了定道先生所厌恶的各项治疗后，他脸上显现出如佛祖般安详的神情，傍晚他向上门护士徐徐说道："走前有些想做的事……我想吃豆沙馅面包，也想喝酒。"上门护士立马满足了他的愿望。定道先生开心得像个孩子，慢慢品尝之后，满足地笑了起来。之后，上门护士每天到访，由于定道先生拒绝接受护工，所以上门护士还要承担基本的护理工作，另外，住在同一市区的大儿媳有时会过来帮忙照顾一下。

28日，定道先生酒喝多了有些亢奋，护士给他用了精神镇定的栓剂。两天后，他自然地进入了永眠，连被子也一丝未乱。他在生前曾向儿子表达过"捐献遗体"的想法，在儿子、儿媳和上门护士一同向定道先生告别之后，他的遗体被送往了医院。在最后半个月左右的时间里，上门护士的频繁看护是有必要的，因此我写了《特别的上门护理指示书》。14天是医疗保险所能涵盖的服务时长，而定道先生基本没用上长期护理保险服务就享尽天年了。《特别的上门护理指示书》里的护理是指使用医疗保险，在两周的时间里，能够实现让上门护士每天上门护理的服务。

将父亲关于生活方式与死亡方式的意愿忠实地守护到底，并令其得以实现，在这方面，定道先生的儿子好像是很认同的。这正是教科书般的"如愿死亡、满足死亡、认同死亡"。如果都能像这样，老人有明确的意愿，并且家人有觉悟认同其意愿，那么"独自在家的衰老死亡"是可能的。只有尽可能减少医疗干预，以临终关怀为中心对老人的生活进行援助，这一大愿才能得以实现。

Q34　不论采取什么样的手段，子女希望能够延长父母的生命，哪怕是一分一秒也好，子女有这种想法是自私的吗？

A34　我想是的。父母已经时日不多，在这种情况下，竭力进行点滴输液等治疗，老人或许能延长几天到几周的寿命。但是，这样一来就剥夺了父母原本自然的"死亡时间"，很可能给老人带来身心上的双重痛苦。原本自然的死亡也变成了弹尽粮绝、无计可施的"战败死"。

下面我给大家介绍的事例是关于90多岁的千惠女士。她由于脑梗死导致四肢瘫痪，在进行中心静脉置管时还进行了留置导尿术，还患有褥疮。因千惠女士多次出现吸入性肺炎症状，并且血压在不断下降，我们都认为她撑不到下一年了，但是她的家人委托我们说:"如果老人能熬过今年的话,遗产税等金额就会发生变化,所以能不能想想办法让母亲多活些时日。"这话的意思是说,当时正值年末,老人在当年还是来年去世,遗产税的金额会有不同。不过,世上本就有形形色色的家属,大家想法不同也是自然。

我们最后还是按照家人的要求,为千惠女士实施了延命治疗,延长了她一个月左右的生命。千惠女士本人是如何想的呢?能为子女做些贡献,作为父母也许是开心的吧。

身为子女,想让父母活得更久是人之常情。在父母有意识、能够与子女相互沟通交流的情况下,自然是希望父母多活些日子,哪怕是一分一秒的时间。但是,如果父母已经失去意识、只能被迫忍受痛苦,甚至难以维持作为人的最起码的尊严,此时子女仍然希望父母多活一分一秒,这就是子女的自私了。

认知症
患者
能在家生活到什么时候？

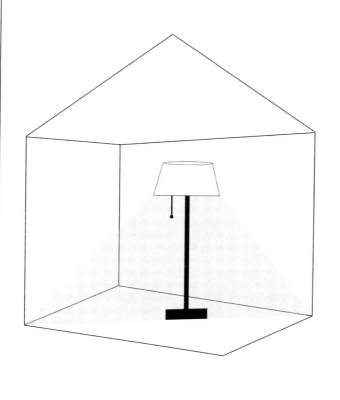

上野千鹤子：

◎ "衰老"令人恐怖，原因之一就在于年老后人可能会患上老年认知症。

◎ 认知症的恐怖之处在于"自己变得不再是自己"以及丧失判断能力。

◎ 即便是患认知症的患者也能在家生活到最后吗？

小笠原文雄：

◎ 某些基础疾病与认知症并发的例子绝对是很常见的。

◎ 患者本人期望"在家"，只要家人不反对，在家生活是完全有可能的。

◎ 一个人在患认知症后，如果能够接受医生、护士、护工的三方医疗护理援助的话，是可以在家待到最后一刻的。

"衰老"令人恐怖,原因之一就在于年老后人可能会患上老年认知症。

并非所有的老人都需要护理,需要护理的老人大约占老龄人口的16%,而这其中又有大约六成患有认知症。

我了解到很多有关认知症人群的"行为和精神症状",他们不仅会变得易忘事、易怒,还可能不停走动以致走失、逆向行车、不会做饭、忘记关火导致火灾、因被窃妄想而破坏与身边人的关系……认知症的恐怖之处在于"自己变得不再是自己"以及丧失判断能力。

不管独居人士再怎么努力,一旦患上认知症就完全出局了……有家人的老人都会把身边人折腾得精疲力竭,更何况是患认知症后独自生活呢,肯定是无法坚持下去的。这看上去是大众共有的想法。

尽管如此,有关认知症,有一点我们可以知道的是,最好不要改变患者已经住惯了的环境。被子女邀请同住或者入住集体康复之家的老年人,一提起"回家"便会理所当然地整理好行李,因为那里并非他的"家"。

虽说如此，患者认知障碍很多体现为人际关系障碍。在整日没有人说话的孤独生活中，认知症会逐渐加重，在这种情况下，尊重患者本人的意愿，让其继续在家生活会比较好吗？一个人患认知症后能在家生活的最低限度条件是什么呢？该限度条件由何人、何时、如何进行判断呢？到那时又有怎样的可选项呢？

一个人患认知症后，在众人的帮助下，能够在家愉快生活的话是没问题的，在这期间罹患癌症抑或因脑梗死或心脏病而卧床不起、无法行动时，不管有没有认知症，患者所受到的照料是相同的。也有患者因此其护理反而变得轻松。有效利用成年人监护制度（对于因患认知症等精神障碍疾病而被判断为能力不足的成年人，为不使其权益受损，能够向家庭裁判所提出申请、寻找监护人的制度）和任意监护制度（自己事先决定任意监护人，在将来自己被判断为能力不足时，由其对自己的各方面进行监护的制度）的话，即便是患认知症的患者也能在家生活到最后吗？

Q35　岁数大的老年人好像多伴有认知症，据说在某些基础疾病与认知症并发的情况下，病人的护理期是最长的。那么这些人真的也能居家接受护理吗？

A35　某些基础疾病与认知症并发的例子绝对是很常见的。

弘纯先生在认知症发展时，接受每月两次的上门诊疗和每月一次的上门护理，同时，继续接受心肌梗死后心绞痛、充血性心力衰竭、前列腺增生、失眠、便秘、颈肩腕综合征以及白癣的治疗。生活上的援助有每周两次的日间护理服务和每日的上门探访，以及住在附近宗教社区的朋友的帮助。弘纯先生就这样在家生活了约4年时间，直到2012年4月安静逝去。

因高血压从1991年开始一直来小笠原内科就诊的奈津女士（72岁）于2005年患上认知症，她在进行支气管哮喘、骨质疏松、反流性食管炎、颈肩腕综合征、白癣、腰疼、便秘等治疗时，继续在家独自生活着。奈津女士最初由护工和街坊四邻陪伴着去医院就诊，但在患认知症后和弘纯先生一样，接受每月两次的来访诊疗和每月一次的上门护理。

每当两人的病情出现变化时，护工便联系上门护理站。我们的姑息治疗团队也会很快做出紧急应对。有时也会有街坊邻居向我们报告："晚上在睡前去看了她一眼，看到她哮喘正在发作。"针对以上情况，我们都做出了紧急应对，所以并没有出现什么大的问题。

基础疾病能够通过上门诊疗和内服药的处方进行控制，若有护工或街坊邻居协助，即便基础疾病与认知症并发，病人在家生活也是很有可能实现的。

同样，有些人在基础疾病与认知症并发后仍继续在家顺利疗养，但在晚年的最后阶段，却因分开生活的家人动摇了决心而没能实现所希望的在家死亡。

阿米女士77岁时死了丈夫，在之后的独自生活中，并发多种疾病：失眠、便秘、骨质疏松、下肢疼痛、肋间神经痛、老年性皮肤瘙痒以及胃溃疡，79岁时又患上认知症，85岁时开始居家治疗，87岁的春天开始出现昼夜颠倒、迷失方向以及妄想的情况。

进入夏天，阿米女士的血压降到了70毫米汞柱以下，因此我们叫来了分开居住的阿米女士的女儿，在对其说到"分别之日可能就要到了"的时候，却被她请求道："我明天要去意大利旅行，因此在我回国前请延长母亲的生命。"无奈，上门护士一天多次到访，通过打点滴为阿米女士进行延命治疗，然而她的认知症症状却更加严重了。

之后，回国的女儿打电话说"拿药来（到阿米女士的家中）"，我们向她表明"药只能自己来取或使用出诊药剂"，她却说："出诊药剂是要花钱的，让护士上门时免费拿来。"因她这样不肯罢休，我们便向她说明了这在法律上是不被允许的，她回答道："那就不能再在家治疗了！"之后，她呼叫了救护车将阿米女士送去了医院住院。

因阿米女士的病情尚未达到要住院的程度，医院立马让其出了院。于是阿米女士又开始了居家疗养，但因她与在职职工收入同等，阿米女士须个人负担三成的医疗费用。最后一个月，阿米女士的身体状况不好，其女儿独自负担了阿米女士在小笠原内科高达3万日元的费用，以及长期护理保险应承担的费用，因此很是不满，动不动就提出"至少免费提供一下每次500日元、每月2000日元的药物配送服务吧"等要求。

到了秋天，其女儿关于费用负担的抱怨仍未停止，最终阿米女士在女儿的判断下住院并在医院亡故。

在该事例中，因患者女儿对费用负担不满，导致患者本人"想在家离世"的重要意愿被忽视，最终在医院逝去。假如在阿米女士的血压降到70毫米汞柱以下时，尽管被其女儿提出进行延命治疗，我是不是也应该让患者在生活了60年的家中就那样安稳逝去呢？这真是留有痛苦余味的例子。

Q36　父母出现认知症症状，若入住集体康复之家之类的场所，分开居住的子女能够感到安心。但是，如果患者本人希望在家，因此坚持不接受子女的不同想法。这种情况下子女也应该尊重患者本人意愿，让其继续在家生活吗？

A36　患者本人期望"在家"，只要家人不反对，在家生活是完全有可能的。这是因为当有人说出"请帮我一下""请援助我一下"的时候，周围的人一般都会做出回应。这或许超出普通人的预想，但很多人在实际生活中的确都能感受到这一点。

街坊四邻、居委会、老人会、志愿者、民生委员、报纸或乳酸饮料的配送员，以及商业街上的人们等等，尽管这每一份力量都比较微弱，但围绕患者的各种社会资源最终会作为一个大的团队而运行，这样的例子并不少见。即便无法期待这种援助和帮助，若能充分利用医疗保险、长期护理保险的话，患者居家疗养也是基本可行的。并且，选择雇用家政工（自费）直到患者离世的话，癌症患者大约需要30万日元，非癌症患者则大约需要100万日元，若有这种程度的金钱准备，想要居家疗养总是会有办法的吧。

下面的例子仍然来自弘纯先生（请参照A35）。他本人希望在家辞世，邻居与多种职业的人组成团队对其进行帮助和看护。

弘纯先生于1998年发生心肌梗死，后因心力衰竭在就医过程中出现了认知症症状。原本就要服用很多的药类和药量，这下变得更多了，因此在家护理也变得困难起来。他93岁时，因为达到了"需要护理2等级"，所以暂时搬进了他不情愿入住的集体康复之家。然而入住后，弘纯先生因抗拒服用大量药物以及大声吵闹而被集体康复之家赶了出去。束手无策的医生向其家属介绍了我们的诊所。弘纯先生于2008年7月开始了居家医疗。

我第一次到弘纯先生家出诊是在一天下午四点左右,当时他发怒道:"一大清早就来,太烦人了!"然后把我赶走,这事我至今仍清楚记得。我最初所做的是极力减少医疗干预,把当初要服用的18片药物改为3片,服药压力得以解除的弘纯先生逐渐恢复了安静,甚至可以与妻子一块生活了。

2008年10月,弘纯先生的妻子也出现了认知症症状,分开生活的子女们为避免发生火灾,果断给弘纯先生的家进行了全电气化改造。这时,子女尽管还没达到声援父母的期望的程度,即满足老人在家告别人生的愿望,想必也已经做好了接受的心理准备了吧。之后,护工一天3次到访支撑着两人的生活。并且两人与24小时应对的上门护理站保持联系,接受每月1次的上门护士的检查,即在所谓的"双认知症护理"状态下平稳地生活。

2010年3月,在达到"需要护理3等级"的妻子转移到医院的疗养病房之后,弘纯先生开始独自在家生活。2011年10月,弘纯先生在接受"需要护理3等级"认定时,开始出现不停走动的症状。我们姑息治疗团队与其家属和上门护理的相关机构展开协作,为防止他任意外出发生交通事故,便采取了门外上锁的应对措施。

因家中有很多楼梯,弘纯先生时常跌倒而新伤不断,但所幸都没有骨折,他总是平淡地说:"摔熟练了,没事。"他就这样一直豁达地继续接受团队的姑息治疗。

团队成员到访时,不管看见谁他都问:"你是谁啊?是孝弘(他儿子的名字)吗?"每次看到我也问:"你是谁啊?"当我把听诊器贴到他的胸前时，就又说："哦，是医生吧。"

弘纯先生一直很喜欢吃点心，曾把娥罗纳英软膏误当成奶油吃掉，可能是觉得不好吃，只误吞了少量，所以并未吃坏肚子。

他虽未用言语表达"想在家"之意，但每天都在住惯了的家中悠然自得地生活着。同样，我们也不在意那些小细节，悠然地看护着那样的弘纯先生。

他在最后的一两年时常患吸入性肺炎，那时我写了《特别的上门护理指示书》（请参照A33），每当他肺炎发作时，我们就为他进行包括每日点滴输液在内的一周左右的精心护理，帮助他度过危机。

2012年3月，弘纯先生白天也睡得多了起来，但在别人的帮助下能够如厕，通过上门洗浴服务也能进浴缸泡澡。采访他的媒体人给我发了下面的短信："随着年龄的增长，人不再活在小小的家庭中，反倒是回到了有很多人参与的'大世界'，这一点令我非常吃惊和意外。"

进入4月，弘纯先生在吸入性肺炎发作后开始发烧，体力也不断衰竭，尽管上门护士每天都为其打点滴，但他的病情仍在不断恶化。他因讨厌打点滴而不停胡闹，所以在他儿子赶来后，我们进行了商量，从打点滴的第七日开始停止一切医疗行为。之后，弘纯先生终于平静了下来。

翌日，在我拜访弘纯先生要为其听诊时，因他诉说"我不想老是被听诊"，我便停了下来。于是他微笑道："谢谢。"这一瞬间，我切实感受到哪怕是听诊这样的细小行为，也有可能成为令患者痛苦的过度的医疗干预。

在弘纯先生的儿子、善终管理师及看护管理员重新进行协商时，我告诉他们："独自生活的人是靠着一股精神气活下来的，一旦身体出现问题多会 PPK。一般人在卧床不起后大多只剩下三天到一周左右的时间,弘纯先生可能也时日无多了。"在场的所有人互相确认了一点:就这样顺其自然,即使弘纯先生病情急变,也不呼叫救护车。

两天后的正午时分,弘纯先生在聚集而来的所有子女的围绕下,犹如樱花随微风飘落一般安详逝去。

"我家虽然老旧、昏暗,还满是障碍,但父亲在这里已经度过了将近一个世纪。'98岁,心力衰竭,心肌梗死后的心绞痛,重度认知症,独自生活',按常理来说,父亲握着一手的烂牌。但他能够在此接受合适又亲切的看护,如此安详离世,毫无疑问是幸运的。而我能够亲眼见证这一切也同样是幸运的。考虑到正因为没有家人在身边更适合接受适当且亲切的看护这一点,我想独自生活不仅不是烂牌,反倒可以说是最好的一副牌。"

最后的这番话描述了一个人在家辞世的现实缩影,即患者本人希望在家辞世,亲属尽管无法做到积极协助,但只要能下定决心"尊重患者本人意愿",认知症患者的独居看护也是有可能的。不仅如此,很多患者也是因为独居才使自己的意愿得以顺利实现,就像弘纯先生那样。家属时常会被"不这样不行"的想法影响,有时甚至会不明白这究竟是爱还是虐待。

子女尊重父母本人的意愿才是最好的孝行,所以请尊重父母的意愿吧。

Q37　认知症患者继续独自在家生活的障碍来自以下不安因素：因不停走动遭遇事故、摔倒导致的骨折、造成火灾……对此您有没有什么好的对策呢？

A37　在提问所列举的危险项中，最为严重的是与火相关的问题。我对相关统计数据做了调查，发现全国死于火灾的人数是1738人，其中死于住宅失火的人数是1022人，而其中六成以上是65岁以上的老年人（源自消防厅2010年的数据）。患认知症的老人造成失火很大可能会导致死亡，并且给周围的人带来无法挽回的损失。

虽然很多地方城镇都为65岁以上独自生活的老人提供火灾报警器租借服务，并供给电磁炉，但我还是建议患者或家属对老人的居所进行全电气化改造。尽管无法完全预防火灾的发生，但能够将炉灶或暖气这些通常位于火灾原因排序靠前的失火风险因素降到最低。

接下来是不停走动。患者因不停走动而遭遇交通事故的概率确实会变大。我认为不将患者本人锁在家里是很难进行防范的，采取社会整体对策是十分必要的，如建立由地区和社会共同看护的体制等。"将老人关在家中是我无法忍受的""一定程度的不停走动也是没办法的事"，家属如果持有上面的观点，我会告诉他们，比起思考防范事故的对策，可能更需要在老人遭遇事故的时候做好只能放弃的心理准备。当老人患认知症引起不停走动时，一定会有无视一切交通规则、乱闯行车道和人行道、冷不防地冲到路上等行为，司机与忽然冲出来的认知症患者冲撞发生交通事故，这是完全可能发生的。

对于摔倒导致的骨折，虽有对居所进行无障碍化改造等方法，但对有的患者来说，不进行改造会更易于其行动（请参照A36）。患者不幸摔倒产生骨折，要进行手术的话就须住院，若无须手术，是能够继续在家疗养的。关于摔倒导致骨折，在某种程度上"认为那也是没办法的事"的想法也是重要的。

奈津女士便是如此。她因高血压从1991年开始经常来小笠原内科就诊，又因2005年5月并发认知症，我们开始为她上门诊疗。从确诊认知症开始，她就频繁离家出走，所幸她未遭遇事故，于是按照她先前的意愿继续在家生活。

2009年，上野女士您与我一同去上门诊疗，大家一起在佛龛前拍纪念照，当时奈津女士还挺有精神的。大概在2011年之后，她连来往多年的我和护士也记不起来了。同年10月，住在隔壁的一位女性联系上门护理站说："听到隔壁发出声响，我赶去一看，看到奈津女士的额头肿了个大包，还出了血，我给她擦拭了一下。"那时，我与奈津女士一起分享喜悦："幸好没骨折。"

之后，我们对奈津女士的上门护理改为每天3次，其他时间段，钥匙则由隔壁女士保管，一有什么事，就由隔壁女士出面照料奈津女士。不知不觉间，周围的人都有了"照看奈津女士，让她直到最后都待在家中"的心理准备，也就是不为她进行胃造瘘手术和中心静脉置管等延命治疗，支持她"想在家顺其自然地告别人生"的想法。

奈津女士为何如此执着于"在家告别人生"呢？她好像常对周围人说："在与作为画家的丈夫（后死于战场）结婚后，两人只在一起生活了一年零三个月，我无论如何也不想离开他为我建的房子。"奈津女士说这句话时的笑脸和那个场景令我难以忘怀。在结束了上门诊疗向奈津女士告辞时，我寒暄说："那我下次再来。""只胯下（日语中'胯下'与'下次'一词的发音相同）来的话，我太为难了，请全身来吧，因为我是个寡妇呀。"奈津女士说完微微一笑。每当想起她那无忧无虑的笑容，我的嘴角都会不由得上扬，感觉自己也被治愈了。丈夫走后，坚持守护贞操约60年——那是奈津女士的荣誉吧。

2012年2月，之前曾说"希望姑姑（奈津女士）入住集体康复之家"的居住他处的侄子，在参加协商会时也接受了姑姑"在家待到生命结束"的愿望。"姑姑还有60万日元的存款，万一不够的话，可以把这所占地40坪①的房子给卖了，就在家里为姑姑送终吧。"他做好了这样的精神准备。

之后，奈津女士在获得街坊四邻帮助的同时，利用上门护理服务，个人负担费用比长期护理保险服务限额每月稍稍多出1万日元。另外，仅在需要比平常更精心的照料时，利用了数小时的时薪大约2000日元的自费护工（夜间陪护家政工）服务，这些就足够支撑起奈津女士的生活和医疗了。

2月20日，奈津女士的侄子说："姑姑若是在深夜摔倒在地而去世就太可怜了。"于是，我们便按他的要求开始为奈津女士实施夜间镇静治疗。夜间以"睡美人"的姿态度过，白天则与往常一样，奈津女士就这样继续着平常的生活。

3月14日，奈津女士的血压降低，她好似睡着了一般。16日下午，在我到访时，她望向摆有丈夫遗像的佛龛，温和地笑着，于翌日早上安静地离开了人世。

从14日到离世的3天时间内，奈津女士在看护保险制度范围内委托了夜间5次每隔3小时1次每次30分钟和白天3次每次1小时的上门护理服务，也就是说，使用了每天8次共5个半小

---

① 日本传统面积计量单位，1坪约3.3平方米。

时的上门护理服务。

　　最后，在丈夫的遗像前，在熟悉多年的护工正好在场的这一奇迹般的时机，奈津女士告别了人世。这也是在医院去世与在家辞世的一大区别吧？当独自生活的人在家中迎来最后时刻时，为何大家都选择"此日、此人在时是最合适的（离世时候）"这一谁都认可的瞬间离世呢？我也不知道为何，但这是不是现代医疗不能剥夺自然所定下的"对一个人来说最为合适的（温暖的、安稳的）"离世时间的佐证呢？

　　让我们结合奈津女士的事例，重新回到认知症患者遭遇危险的话题。奈津女士在家辞世的愿望能够以如此幸福的形式实现，是因为以其侄子为代表的与奈津女士相关的所有人都认为，某种程度的危险是"没有办法的"。尽管奈津女士身患认知症，但她应该也感受到了自己的身体和想法被周围人认真对待的态势。她频繁离家出走竟不可思议地未曾遭遇致命的危险，每次迷了路也在众人的帮助下心情愉快地回到家中。

　　为避免误解，我在此多说一句，"没有办法"并非指从最初就放弃，不想任何办法。认知症患者继续在家生活，当然会多一些在机构或医院所没有的风险，在充分思考有关对策后，对于超出预想所发生的状况，我们要做好接受相应危险的心理准备。尽管如此，对于想在家疗养的患者来说，上述危险应该不会超过伴随住院所出现的各种压力导致的风险吧。

Q38　认知症患者得了癌症或慢性疾病的话，该如何是好呢？我听说癌症患者或慢性疾病患者得了认知症的话，连医院也不肯接收他们。

A38　医院是以急救和高级医疗为目的的，所以不能让癌症或慢性疾病的患者在那里悠闲疗养，但也不能因此认为认知症患者不能住院。不过，认知症患者对环境的变化很敏感，容易因不习惯住院而变得情绪不稳定，我听说有的患者因此被医院以"对其他患者造成困扰""无法施行合适的医疗"为由被迫出院。

虽然我已说过多次，但还是在此赘述一句，即便不是认知症，几乎所有的疾病只要能利用上门诊疗等合适的服务，患者都能够实现居家疗养。认知症患者一定要尽可能地在住惯了的地方进行疗养为好。即使是医疗依赖度高的认知症患者，如果能很好地进行护理管理的话，他们大部分也都是可以居家疗养的。

2000年，66岁的武司先生在咽喉癌手术后接受了气管切开术，他虽在2008年患上认知症，但之后的3年一直继续着往常的生活，还会骑自行车到离家约3千米的自行车竞赛场，回到家后会高兴地对妻子说："今天我赢了900日元！哈哈。"然而，之后武司先生的病情开始恶化，在主治医生的判断下于2011年7月开始了鼻饲治疗。

因导管经鼻腔插入胃内，身体要遭受很大的痛苦，武司先生的认知症也加重了，每当护士要拔掉他身上的导管，他就变得粗暴起来，最后不得不将他转到了疗养病房。那里是六人同住的病房，所有的患者两手都要被交叉捆绑起来。家人"不想他在这种地方离开人世！"，决定立马出院。武司先生的儿子在看护管理员的介绍下来到我们诊所，他流着泪诉说道："请为我父亲出诊。"之后，武司先生便开始了在家里的姑息治疗。

回到家的武司先生一点点地恢复起来，停止了鼻饲，改为每日进行500毫升的点滴，他的心情也慢慢平静下来，眼中逐渐恢复了光亮。不知是不是回到家的安心感助长了武司先生的"生存能力"，他能够再次用嘴吃饭，从床上起得了身，甚至还能走路了。上门护士一边照料身体恢复到能在附近散步的武司先生，一边对当时转到疗养病房而受伤的妻子进行心灵关怀，因此与夫妇二人结下了良好的护理关系。

2012年4月，武司先生恢复到了只进行日间护理服务的程度，此外，只需进行每周一次的吸痰就能精神地生活下去。然而，可能由于往日的经历，武司先生对医生有巨大的心理阴影，唯独不肯对医生打开心扉，一旦医生要为他听诊，他就暴躁乱动起来，所以医生只能远远地视诊。不过，这部分也有了很大改善，武司先生因信赖护士和很多姑息治疗团队成员，逐渐以笑脸迎接我。因此，从善终管理师的护理系统整体来看，这也并非特别困难的例子。

之后的6月，武司先生因脑中风致半身瘫痪，虚弱的妻子与身为公司职员的儿子"不想让他再次住院"，才使他能够继续在家生活。12月的一天，刚好公司放假的儿子与妻子都在身边，下午3点，武司先生在喝下一口水后便安详地离开了。

Q39　一个人在患认知症后，最晚能够在家待到什么时候呢？

A39　一个人在患认知症后，如果能够接受医生、护士、护工的三方医疗护理援助的话，是可以在家待到最后一刻的。与其说能待到什么时候，不如说只要同住家人不说"去住院"，认知症患者就能一直在家生活。

独自生活的人患上认知症，如前面所介绍的那样，只要在周边人适当的帮助下，大多数过上了丰富的老年生活，之后平静地离开人世。当患者有分开生活的家属时，我们向其家属说明："将以医生、护士、看护管理员和护工为主全面援助患者的生活，此外很多人会根据需要加入团队并提供相应的帮助，请您放心！""尽最大努力去实现患者本人（父母）的愿望，万一风险变为现实的话，就放弃治疗吧。这也是患者本人（父母）的愿望。"在获得家属同意后，我们会让家属在我们诊所特别制作的承诺书上签字。

我下面列举患认知症的同时罹患癌症的患者的事例，按照经济上宽裕和不宽裕两种情形分别进行介绍。

首先是经济不宽裕患者的情况，以67岁的敦子女士为例。接受最低生活保障的敦子女士患有轻度认知症，并于2009年春天被诊断出患者肺癌和颅内转移肿瘤。敦子女士15岁时作为集体就职[1]的一员，从九州来到岐阜。在这么多年的生活中，她既未结婚也未生子，因在岐阜没有亲属，只能在同乡的帮助下往返医院进行治疗，在2009年入秋后，开始由家庭诊疗经验丰富的当地上门医生为其出诊。

---

[1] 指地方毕业的中学生及高中生集体到城市的同一个企业等单位就职。

　　某次，那位上门医生向我嘟囔道："我在为独居的认知症并发癌症患者（即敦子女士）出诊，但她本人好像咳嗽得很难受，从她生病以来一直在照顾她的多年老友好像也都很累了，说过'要不让她住院吧'的话。独居又贫困的人，真是难哪。"听了他的嘟囔，我无法坐视不理，赶紧在敦子女士的家中召集相关人员开了一次协商会，聚集而来的有上述的那位医生、我、善终管理师、小笠原上门护士站的上门护士、敦子女士家附近的上门护士站的护士、看护管理员以及敦子女士的朋友。全体成员讨论了今后的护理方针，确立了在家看护的方案，敦子女士好像也知道这些似的，露出了安心的笑容。

　　为使患者本人过得轻松些，我们为她用吗啡进行了药物医疗，以帮助她解决呼吸困难的问题。护工每天3次、上门护士每天1~2次到访敦子女士家中，为她进行精心的白天护理。因敦子女士夜里一个人会感到不安，为了让她如"睡美人"般度过夜晚，朋友会在晚上10点和深夜2点为她两次插入睡眠药栓剂。至今其友人在给敦子女士提供的帮助中没有显露出过一次厌烦情绪，拥有这样的朋友可能是敦子女士一生中最大的幸运。敦子女士夜晚酣睡，白天愉快地在家中度过，最后是在她最喜欢的美空云雀[①]的歌声中离开人世的。

　　由于接受了尿道留置术及夜间镇静治疗，加之亲友的帮助，敦子女士临终之前的整个看护过程仅公共保险就足以维持了。

　　顺便一提，如该事例，我与善终管理师充当患者居住地医生、护士、看护管理员、药剂师等团队的管理人身份，发挥指导援助作用，这被称为教育性居家姑息治疗。在该事例中，上

---

① 日本女歌手及演员，为昭和时代（1926—1989）歌谣界的代表人员。

述那位上门医生拥有了教育性居家姑息治疗的切实体验,虽然这仅仅是他积累的第二例相关工作经验,但之后,他也能主动且自信地指导其他医生实践教育性居家姑息治疗。

接下来,我为大家介绍经济上比较宽裕的患者的事例。1987年因高血压开始在我们医院接受治疗的68岁的良子女士,于2003年患上认知症,2007年又确诊了胆总管癌。患者为在胆总管内留置软管使胆汁更好地流动而住院,但之后,由于她强烈希望回家,于2008年7月出院。由于分开生活的独生女没有告知她罹患癌症的实情,良子女士对于病情的恶化感到不安,加之她在家跌倒等情况的发生,8月开始雇用住家家政阿姨,阿姨一共入住了19天。

9月,正当上门护士到访时,良子女士病情突然恶化,接到紧急消息而来的女儿与护士一起送她离开了人世。雇用住家家政工每天须支付1.5万日元,19天共花掉28.5万日元,但对身为职业女性的良子女士的女儿来说,这笔支出并非很大的负担。她高兴地说:"能实现母亲想在家辞世的愿望真是太好了……"这给我留下了深刻的印象。

可以佩戴
延命装置居家生活吗？

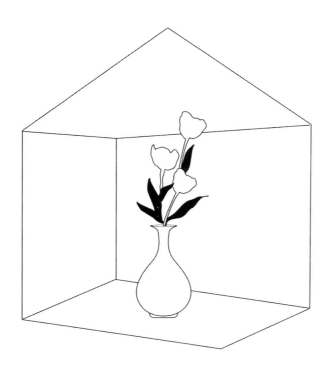

上野千鹤子：

◎随着医疗技术的发展，配备各种辅助器具或延命装置，患者寿命能够得以延长。

◎一个人不管有多严重的障碍，怎样才可以通过使用各种延命装置或辅助器具来实现在家中独自生活呢？

小笠原文雄：

◎比起佩戴医疗器具，延命治疗最为重要的是，试想戴着这些器具活下去的患者本人未来的生活。

◎究竟能否帮助病人过上幸福的生活，我希望每个人都能设身处地去思考一下。

随着医疗技术的发展，配备各种辅助器具或延命装置，患者寿命能够得以延长。胃造瘘、中心静脉导管、输氧设备和呼吸机等设备，这些曾经在医院才有的设备也变得便携化了，在家也能够使用了。尽管如此，营养药的安装、输液瓶（袋）的更换和吸痰等无论如何都须依赖人手的事项仍有很多。对于家中没有全身心照顾自己的家属的独居者来说，究竟是否要安装这种延命装置来延长寿命是难以决定的。对于有身体功能障碍的独居者而言，有无家属以及家属能否照料自己是关乎生死的问题。

　　说起来，紧急时刻是否应该选择胃造瘘或呼吸机？该如何判断？由谁来做决定？紧急时刻，为了将自己的意思传达给相关医疗人员又该如何做呢？

　　剥夺身体自由的疑难杂症有帕金森病和肌萎缩侧索硬化（amyotrophic lateral sclerosis, ALS），这两种疾病都具有进行性特征。在ALS的最后阶段等待着患者的是TLS（Totally Locked-in State），一种身体被完全闭锁而无法动弹的状态，如果连呼吸肌都麻痹的话，患者就会因呼吸困难而气绝身亡。尽管如此，患者也能佩戴人工呼吸器而得以延长寿命。那样的话，患者就要接受气管切开术，被迫装上人工呼吸器，失去声音，一生如此。我听闻有患者一直烦恼于即将到来的选择，还听说有人在没能做出决定的情况下就陷入呼吸困难状态，在违背患者本人意愿的情况下被戴上人工呼吸器。

在ALS患者中，选择使用人工呼吸器的人存在男女差别。家中有照顾自己的家属、家属愿意承受相应负担……没有如此可信赖要素的话，患者是无法下决定使用呼吸器的。对无法指望上述条件的女性及独居者，他们原本就没有那样的选项。

立岩真也，一位调查ALS患者的社会学者，曾这样说过：

眼睛变差的话，没有人会犹豫要不要戴眼镜。当呼吸困难时，在知道有让自己感到轻松的辅助器具存在时，一个人有什么必要犹豫是否使用呢？

原来如此！我不由得感到钦佩。

我想起来，有位女性就是戴着呼吸器在家中独自生活的，当然这离不开很多志愿者和护工的援助。她能通过使用表盘实现自由交流。她就是日本ALS协会前会长桥本操，在床上也能够推进协会的管理工作。

原来如此，这是能做到的呀！

基于这样的实例，我们也会更有勇气。

不过，桥本操这样的患者是特殊的例子吗？一个人不管有多严重的障碍，怎样才可以通过使用各种延命装置或辅助器具来实现在家中独自生活呢？

Q40　一个人无法进食后，是否应该选择胃造瘘或中心静脉导管？如何判断为好？该由谁来决定呢？紧急时刻为将自己的意思传达给家属该如何做好呢？

A40　我有必要将能自行决定的人和无法自行决定的人分开考虑。首先，在能自行决定的情况下，患者本人若无意识障碍，毫无疑问，原则是遵从患者本人的决定。

悟志先生明确表达过："我想长寿，想做（胃造瘘）手术。"在此要求下，我们为他实施了胃造瘘。顺便一提，他按自己的意愿希望进行夜间镇静，最后没有痛苦地告别了人世（请参照A12）。因接受了胃造瘘手术，悟志先生愉快地生活了一年左右的时间。因此，患者本人也好，进行手术的医生也好，双方都很满足。

三喜男先生（76岁）因脑出血导致左侧肢体偏瘫，并出现吞咽障碍。虽难以称得上是他自己的选择，但他通过住院时实施的胃造瘘得以延长生命，出院后，在妻子全身心的照护下心情愉悦地生活。在如此生活状态中，三喜男先生竟恢复到了能再次张嘴吃饭的地步，便停止使用胃造瘘。

如他们这般，按自己的意愿选择胃造瘘，或是暂时实施胃造瘘以保持体力，并为去除胃造瘘而努力进行吞咽训练，胃造瘘算是好的选择吧。

中心静脉置管也是一种为无法进食的患者补充必要营养的方法。它适用于须暂时进行点滴治疗但输液针头难以进入静脉的人，或是想充分补充营养的人。

胃造瘘因导管从胃连接到腹壁外侧，实施后，外人一眼就能看出。与此相对，中心静脉置管因在不打点滴时与常人无异，有些病人或家属就倾向于选择它。不过，实施中心静脉置管时，须注意防范败血症等感染症。

人工呼吸器是在病人出现重症肺炎等呼吸衰竭的情况下，将氧气切实平稳地输送至患者全身的一种设备。在肺炎治愈后也能够轻易地摘除。事实上，迄今为止，通过暂时使用人工呼吸器实施治疗，有不少重症肺炎患者得以恢复并能够独立行走出院。

问题在于认知症晚期患者等无法自行决定的情况。在此之前，患者本人已将有关延命治疗的意思传达给家属等人的话，一般可依照执行。我希望患者趁自己还有精神，一定要将有关延命治疗的想法和希望事先传达给伴侣、子女或信赖的朋友等人，不然一旦进入紧急状态就太迟了。如果有预先医疗指示或遗嘱等文字记录当然是最好的。在没有如上准备的情况下，选择就只能由家属或者成年监护人做出了。

我想很有必要指出在紧急情况下可能发生的情形。尽管患者事先向家人传达了拒绝延命治疗的意思，但一旦在紧急状态下家人被医生问道："要进行延命治疗吗？不做的话，人就没了啊。"在如此微妙意味的话语的迫使下，家人是很难说出"不做"二字的。家人被一种变幻莫测的氛围所笼罩，抑或为现场的紧张气氛所压迫，患者"我不想进行延命治疗！"的想法虽隐约出现在脑海中，但还是没能拒绝而是服从了医生（进行延命治疗）的建议。家人的如此话语，我是经常听到的。

在多数情况下，医生迫使家属做出选择的"语言表达"是存在问题的。因为虽然医生说的是"请选择"，却让回答"不"的家属容易产生负罪感和内心纠结的微妙情形。并且，在医疗现场，强势的一方是医生，家属则因过于惊慌而处于无法判断的状态。在坊间的《年老准备》一书中，虽有"（在不希望延命治疗的情况下）要拿出勇气说出 NO" 等内容，但现实却没那么简单。

我的建议是，在回答 YES 或 NO 前，家人应与之前曾一起讨论过紧急时刻该如何做的人通个电话，如经常出诊的医生、上门护士或看护管理员等，从他们那儿获得对自己选择的肯定，为使自己能够明确说出 NO 进行再次确认并获取支持。如果患者本人关于看护或延命治疗的意愿曾与朋友或熟人共享过的话，建议家人与对方也进行一下交谈。总之，家人可以向不在场的第三方获取些许支持吧。

比起佩戴医疗器具，延命治疗最为重要的是，试想戴着这些器具活下去的患者本人未来的生活。对认知症或癌症晚期的患者，这些究竟能否帮助病人过上幸福的生活？强迫患者本人忍耐痛苦而请其"活下去"，如此选择由第三方来决定是否合适？我希望每个人都能设身处地去思考一下，并希望这种讨论能扩展到全体国民中去。

Q41 实施了胃造瘘或中心静脉置管，也能独自一人在家生活吗？

A41 上门护士会为器械管理提供帮助，所以独自一人也能在家生活。

首先，在胃造瘘管理方面，如果上门护士可以一天到访 2~3 次的话，患者独自生活是没有任何问题的，直到最后都能在家生活。从 2012 年 4 月开始，在参加培训后，护工和家政阿姨也具备了胃造瘘管理的能力。在这种情况下，只要患者的主治医生或上门护士告知患者病情等必要事项，胃造瘘的管理是没有问题的。

　　没有参加培训的家属本来也可以进行胃造瘘管饲的护理。实际上，很多地方政府也正在根据这样的现实情况提出相应的应对措施。反过来说，如果不这样做的话，患者想出院回家的愿望会变得难以实现。

　　其次，在中心静脉导管的管理方面，原则上，只要上门护士一天一次到访就能进行充分的管理。

　　习惯了的话，患者独自应对也是有可能的。

Q42　如果要戴呼吸器，一旦考虑到之后的负担，人们就难以下决断了。即便没有照料自己的家人，一个人也真的能戴着呼吸器独自在家生活吗？

　　A42　虽然统称为呼吸器，但实际有不进行气管切开的人工呼吸器（NIPPV[①]）和实施气管切开术的人工呼吸器的区分，二者在护理负担和支持居家的难易程度方面是完全不同的。前者主要适用于肺气肿等慢性阻塞性肺疾病患者，后者主要适用于ALS等疾病患者。接下来我按顺序进行说明。

　　接受最低生活保障的昭文先生患有肺气肿、心绞痛、呼吸衰竭和心力衰竭等疾病，他曾佩戴NIPPV独自生活。

　　昭文先生72岁时开始接受居家医疗，与上门护士站24小时保持联系，通过上门护士每周一次、护工每天两次的到访，勉强维持生活。然而，在2007年3月底，昭文先生支气管炎发作，导致呼吸衰竭和心力衰竭的恶化。我们联系了住在埼玉县的昭

---

① Noninvasive Positive Pressure Ventilation 的缩写，即无创正压通气，是在不需要气管插管的情况下使用各种技术增加自主呼吸患者的通气。

文先生的二儿子，"您父亲说不想住院，他下一次发病可能很难救回来了"。我们如此说明后，得到了"按他本人的愿望安排"的回答。

5月，因昭文先生呼吸暂停而受到惊吓的护工呼叫了救护车，因此昭文先生在送往医院时被插了管，他被戴上一直讨厌的以气管切开为前提的人工呼吸器，于5日后离开了人世。

该案例使我深刻地体会到从看护管理员、护工到与护理相关的全体成员共享信息的必要性，同时也使我重新认识到作为多职业联动协作关键人物的善终管理师存在的必要性。NIPPV几乎无须进行抽吸，因此，哪怕一个人是独自生活也能在家生活到最后。

而后者，即实施气管切开术后佩戴人工呼吸器的情况，因要以每2~3小时一次的频率进行定时吸痰，对患者本人自不必说，对护理人员来说也不轻松。不过，对于有同住的、能为自己吸痰的家人的患者来说，家属与上门护士来承担该任务是可以的，因为只有家属和护士被允许实施吸痰作业。换言之，能够戴着人工呼吸器继续居家疗养的只有两类人：有家人照料自己的患者，或者可以雇用24小时全天候护士服务的极少数富裕的"独居者"。

2012年4月的法律修订发生了很大变化，与胃造瘘的管理一样，接受了一定培训的护工和家政阿姨也被允许进行吸痰作业了（请参照A28、A41）。"考虑到可能发生的意外，应该24小时一直有人陪护在患者的床边"，这样实在太辛苦了。然而，随着参与者范围的扩大，独自生活的人也可以比较轻松地得到援助了。

在北欧等高福利国家，24小时护理费用也是包含在公共财政支出之中的。要做到这一点，日本人也必须做好负担更高医疗保险的精神准备。

最后让我们一起来了解一个现实，即不希望佩戴人工呼吸器，也就是不希望进行延命治疗的人数在增加。根据厚生劳动省的调查，在普通人中不希望进行延命治疗的人在2003年占21%，而2008年上升到了37%。仔细看2008年的调查，我们可以发现一个很有意思的结果，即52%的医生和54%的护士不希望进行延命治疗。在医疗人员中"不希望"的人居多，这是否因为他们看多了在临终期仍接受延命治疗的患者逝世时异常凄惨的姿态，看多了让患者经历凄惨而深感罪孽并为此遭受精神摧残的家属的模样呢？亲眼看见这些过程的医生和护士，却把自己会选择拒绝的延命治疗实施于患者，这种现实只能说是一种讽刺。

为避免误解我在此多说一句，ALS患者认真了解过知情同意书的相关说明，在认同的基础上选择延命治疗的话是可以的。唯一的问题是，延长生命的决定是由病人以外的人做出的。

关于临终期医疗，日本尊严死协会、考虑尊严死法制化的议员联盟和日本老年医学会等进行了热烈的争论，厚生劳动省也提出了"在不符合患者意愿或生活质量的情况下，不应该实施胃造瘘等人工营养治疗，或者可以向患者和家属提供治疗中止或减量的选择"这一试行方案。我殷切希望该问题能早日从居家医疗的现场扩展到全体国民的议论中去。

看护是家人的职责吗？

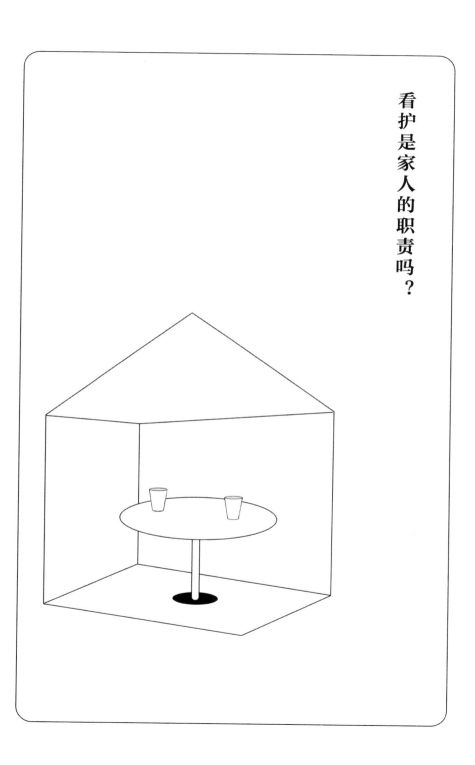

上野千鹤子：

◎很多人拘泥于"老人最后的临终看护要由家人亲自来执行"的观念。

◎那么，哪怕是独居的老年人也希望最后在家人的注视下离开吗？

◎家人也希望在老人临终之时到场吗？

◎在尊重父母的意愿一事上，子女又应注意些什么呢？

小笠原文雄：

◎要说患者的希望，"如愿在家待到最后"才是居于首位的。

◎不过，虽然这么说，但老人在与这个世间告别之时，家人乐意陪伴左右是再好不过的。

◎但现实往往是人生不如意事十之八九。

◎比起离世，决定父母子女幸与不幸的难道不是彼此之间的关系吗？

现在的独居者多是有过结婚、生育经历的人，尽管是独居生活，也拥有分开居住的家人（子女们）。即便没有子女，生于多子女时代的人们会有兄弟姐妹和侄子、外甥，以及他们的配偶方的很多亲戚。这些"场外人"总是会有诸多牢骚。

本章的问题是关于独居者与分开居住的家人的交往方式。

家人的存在反而使独居者的选择变得复杂，这种情况是存在的。因为，尽管老年人希望在家生活，但分开居住的家人"因不放心"会强烈建议其入住医院或疗养所。若独居者违背家人的意愿，在出现意外时得不到帮助会感到困扰，这时候，该如何让家人认同自己呢？

对独居者进行研究，我经常遇到独居者因"没有家人（子女）"而感到安心的情形。这是因为在日本有很多家属会代替老年人做决定。正是因为在父母病危时匆忙赶来的子女拨打了119，老人才被抬进医院的重症监护室，身体被连上很多导管，从而演变为"意大利面症候群"。独居者没有依赖子女的安全感，也不会有那种被迫做出与自己意愿相反的决定的担心。有分开居住的家人，独居者为了实现自己希望的死亡方式，事先与家人建立怎样的关系为好呢？

同样，让我们从家人的角度来看一下吧。

相距遥远的父母，在周围人的帮助下独自一人生活着，对此，子女若能感到安心，就算不强制提出让父母与自己同住和入住疗养所，事情也能得到解决。为此，分开居住的家人应注意些什么呢？有远远守护父母的方法吗？在尊重父母的意愿一事上，子女又应注意些什么呢？

很多人拘泥于"老人最后的临终看护要由家人亲自来执行"的观念。那么，哪怕是独居的老年人也希望最后在家人的注视下离开吗？家人也希望在老人临终之时到场吗？

医疗和护理的专家中不少人持有"老人死时家人应在场"的信念。这一信念是正确的吗？即便有家人同住，也会发生老人未被察觉而悄然离世的情形。更不用说分开居住的情况，在老人死的一瞬子女到场更是极难的事情。身为独居者，不会有临终时为我到场的家人。这种信念为什么不会瓦解？我想，这是我所背负的遗憾吧。

Q43 很多人拘泥于"看护要由家人亲自来执行"，独自生活的老年人希望临终时在家人的注视下离开人世吗？

A43 "看护要由家人亲自来执行"，是三种不同立场的人即身为当事人的患者、家属、医疗和福利等护理相关人员共同形成的坚定信念。不过，很多独居的老年人在晚年之前便开始了独自生活，因此，对当事人来说，固执于"看护要由家人亲自来执行"的人并无想象的那样多。要说患者的希望，"如愿在家待到最后"才是居于首位的。

　　不过，虽然这么说，但老人在与这个世间告别之时，家人乐意陪伴左右是再好不过的。但现实往往是人生不如意事十之八九。

　　比起离世，决定父母子女幸与不幸的难道不是彼此之间的关系吗？老人活着时，与家人和朋友等重要的人之间维持不留遗憾的关系，拥有更多可用于分别的时间。真的到了无法避免死亡的阶段，召集大家举行生前告别会，事先进行彼此间最后的交谈。在居家临终关怀姑息治疗中，如果无法排尿，患者的生命大多还有三天到一周的时间，所以我们会在这一时段联系患者家属。

　　一心想在离世前再见年迈之妻一面，独自生活的孝彦先生（75岁）便决定出院。2010年8月，孝彦先生被确诊为肺癌晚期且转移到了肝脏，在严重呼吸困难、无法下地走路的状态下出了院。据生活在其他县的家属说，虽然孝彦先生之前就抱有"想在家生活"的想法，但最终使他下定决心出院的是"想要见住在疗养所的妻子一面"的愿望。

　　出院后，孝彦先生出乎意料地变得精神起来，甚至还去给曾给予他关照的国会议员投票，但毕竟是处于肺癌晚期之人，随后再次进入在家卧床的状态。某一天，住在疗养所的妻子为了见丈夫回到家中，刚一见面，孝彦先生便向妻子嘟哝道："为了见你，我回家来了！"然后在妻子面前喝了口酒便故去了。这场景真如同小说情节一般。孝彦夫妇的儿媳当时在场，后来她跟我说，看到这场景，情不自禁潸然泪下。孝彦夫妇的关系一定很好吧。

　　为见妻子一面而决心出院的孝彦先生是否也期望"在妻子的守候下离开人世"呢？这一点我无从知晓。但是我想，不管是对于孝彦先生还是对于从丈夫那里听到这样一番话的妻子来说，这都是幸福的分别吧。

Q44   希望"看护要由家人亲自来执行"的家属也有很多。因老人临终时没能到场而叹惋后悔的家属也是有的。我听说为了达到"最后要与家人待在一起"这一目的，家人勉强对患者施行延命治疗的情况也是有的。对于家人的这种固执，该如何应对为好呢？

A44   勉强维持患者生命直到家属到来的延命治疗，只会给患者本人带来痛苦，这种情况并不少见。下面为大家介绍的一个案例是我做值班医生时遇到的，现在想来，那也是我转行做居家医疗的契机之一。

因胃癌晚期而住院的登米女士（80岁）在陷入呼吸停止状态时，我遵从当时医院的常识，与护士一起使用简易呼吸器为她实施人工呼吸治疗以维持其呼吸，只为"让家人见到患者的最后一面"。简易呼吸器是将面罩扣于患者口鼻处进行人工通气的一种手动式人工呼吸器。然而，过了两小时，我们始终未见到登米女士家属的身影。包含我在内的全体成员都已筋疲力尽，在刚为登米女士转换成（自动式）人工呼吸器后，赶到现场的家属喘着粗气询问道："不好意思，我们来晚了。我母亲是什么时候走的？"

"本来应该是于3小时前故去的，因想着在你们来之前让她维持生命，我们便对她进行了手动式人工呼吸，持续不断进行了两个多小时，实在累到不行后便转入了（自动式）人工呼吸器。"在我们进行了这样的说明后，家属致歉道："是这样啊，实在抱歉。"

　　戴着人工呼吸器的登米女士在之后的一周依然没有离开人世。我觉得登米女士是希望拿掉人工呼吸器这类东西的，她虽然处于未恢复意识的状态，但可能是由于痛苦，一直想要用双手摘除掉人工呼吸器。因此，医院不得已束缚住了她的双手。

　　经中心静脉导管的点滴也开始了，人工呼吸与营养点滴一旦开始就无法中止。因年事已高加之处于癌症晚期，本就消瘦得不成样的登米女士那时已脸色苍白，虽然还活着，却形同木乃伊。见到登米女士的这副模样，家属说出"太痛苦了，实在看不下去"等话。最终，家属从病床前离开回去工作了，之后又过了三周左右，登米女士于家人不在的时候故于病房。

　　因医院一方坚持"患者最后要与家人待在一起"的信念（常识），登米女士被施以痛苦的延命治疗，结果却于家人不在之时逝去，这是多么讽刺的结果啊！

　　该事件给我留下了疑问与不解：医生的工作为什么要给患者带来痛苦呢？同时，我意识到"无论何事，当我们过于执着时，事情便会朝着相反的方向发展"。我当时的想法影响到我如今的立场：比起家人，比起常识，要毫不犹豫地优先考虑患者本人的希望与利益。

　　当然，对这种想法的评价不一也是事实。在我治疗的患者与其家属中，执着于"最后的临终看护要由家人亲自来执行"的人也不少，佳津代女士便是其中之一。

　　佳津代女士因丈夫去世没能到场送终而心有遗憾，在懊恼与悔恨之情与日俱增的状态下，她的血压与平日相比竟上升了将近50毫米汞柱。其丈夫明明是如愿在家安详逝去的……为了佳津代女士，我认为有必要好好跟她谈一次，便决定和她见上一面。

"老爷子安详地离开时，就连在一旁看报的儿子都没有察觉到，为此您感到后悔，是吗？"我问道。"是的。"佳津代女士一脸沮丧地回答。

我继续道："正因为老爷子是安详离开的，您才没能给他送终。老爷子若是痛苦的话，您儿子是会察觉到的，那样的话，您虽能为其送终，但那样真的好吗？我希望您认真思考后再做回答，因为您的一句话可能会使我们不得不改变小笠原内科的理念。"

佳津代女士一时沉默，陷入了沉思。一会儿，她恳切地说道："这样说来，医生啊，我是不希望看到我那宝贝老伴儿痛苦的脸的。""那么，"我继续说道，"您今天回到家后，跟儿子道个歉吧。虽说您的血压也上升了，但您儿子同样患有高血压，每天被您责备，血压应该上升得更多。您儿子若是病倒了，那才是更令人后悔的事情。"

两周后，佳津代女士高兴地来到我们的诊所，这次血压竟然下降到135毫米汞柱。丈夫刚去世时，因过于愤恨和遗憾，她的血压上升到185毫米汞柱，在那次交谈后一下子降低了50毫米汞柱。这并非因为使用了药物，而仅仅因为佳津代女士意识到了"那对丈夫来说是幸福的死亡方式"，血压也就降了下来。

这事还有下文。我在演讲会上讲了该逸闻后，最好笑的是做儿媳的听众，她们颇为吃惊地问："照您这样讲，也就是说，虽然父亲（母亲）快要离世了，但我没有一直守候在一旁也是可以的吗？去购物或去美容院也是可以的吗？"我立即回应道："当然可以。"随后我会继续阐述："老人没有感到疼痛和难受，能够以一副好心情独自生活，就这样亡故也是令人庆幸的。睡觉时，请患者与家属分别睡在不同的房间，因为家人的安睡与患者的笑脸是相互关联着的。"

Q45　一个人为了实现自己所希望的死亡方式，事先与家人建立怎样的关系比较好呢？

A45　我认为有以下两种关系：要么事先与家人建立良好的关系，要么事先让家人对自己放手不管。半途而废是最不可取的，不管是哪一种选择，不下定决心的话是不行的。

如果选择建立良好的关系，老人要在健康的时候就与家人交流自己理想的生活方式和死亡方式，并且要事先向家人请求协助，使自己的想法到最后都能得到支持。

或许有的人会想，为什么形成让家人对自己放手不管的关系也是好的呢？下面我为大家介绍某分店店长的妻子——喜欢画画的淑子女士（70岁）的事例吧。

淑子女士在丈夫死后被诊断为胆囊癌晚期患者，出现黄疸后开始与24小时应对的上门护理站取得联系，一边接受每月一次的上门护士访问服务，一边继续居家疗养。听说她无儿无女，与自己的兄弟姐妹也没有联系，好在与邻居的关系还不错，邻居们会帮忙买买东西什么的。

淑子女士做事踏实可靠，提前安排好了身后诸事。她在善终管理师的协助下，委托公证处人员和律师进行了财产处理和遗书拟定，拜托祖祖辈辈关照的寺庙僧侣上门处理葬礼和永代经①等手续。做完一切准备，三天后，淑子女士发起了高烧并自

---

① 日本佛教用语，永代读经之略称。日本净土真宗之寺院应信徒之请，于死者忌日诵读经典，后渐演变成寺院之职责，且代代沿袭，故称为永代读经。

此卧床不起。

找到家政工之前的三天，有偿志愿者（会回报以谢礼的志愿者）小组进行轮换夜间留宿照料淑子女士；找到家政阿姨后，直到死亡的12天内都由家政阿姨进行全天候的照看。这期间，我不巧因参加学会到欧洲出差，便从慕尼黑、日内瓦、柏林等地打电话对上门护士做出药物与点滴等医疗指示，进行远程诊疗（请参考"远程状况下也能接受居家医疗吗？"章节）。

应该是在柏林的时候，我与护士通完电话后，淑子女士接过电话对我说道："医生啊，我应该是时候离开了吧。""是啊，按你喜欢的来就好，不过我给你买了一幅画，我三天后回日本。"我说了这话后，淑子女士嘟囔了句："我还能再等三天吗……"

回国后，一抵达名古屋中部国际机场，我便直奔淑子女士家，到她家后立马取出作为礼物的画装饰在卧床的淑子女士的近旁。两小时后，淑子女士以结束了一切的满足感和充满安详的表情离开了人世，清净又凛然。之后，她的兄弟接到寺院住持的联络后赶来参加葬礼，那时我才从她兄弟那里听闻了她生前的故事。

虽然被称为亲子、兄弟、家人，但这些关系的实际情况却是形色不一的。有亲属无法与患者本人生前取得联系或者患者本人不希望对亲属进行临终通知。在这些情况下，与患者临终期的生活方式和死亡方式一样，如果患者本人事先能简单写下"不希望通知（家人和亲属）"的愿望，我们将尊重患者本人意愿认真执行计划。

淑子女士生前与兄弟的关系说不上很好，所以她能不顾虑任何人将自己的生活方式贯彻到最后。

　　另一方面，我们来看一下半途而废的坏处吧，可以借佳奈女士的例子来说明。佳奈女士多年来靠做西装剪裁谋生，56岁时丈夫先她而去，之后她便与长子夫妇同住。然而，87岁时她开始出现认知症症状，与长子夫妇的关系开始恶化。长子夫妇搬了出去，佳奈女士不得已开始独居生活，住在附近的长女时不时前来看望她，但不久佳奈女士与长女的关系也决裂了，原因是长女擅自将佳奈女士的一部分财产据为己有。

　　之后，佳奈女士开始与次子夫妇同住，但由于此前子女们的"背叛"和多次纠纷，她的暴力和谩骂等认知症行为和精神症状变得更加严重了，没多久，二儿媳也变得疲惫不堪。

　　佳奈女士在96岁时达到了"需要护理4等级"，那时我初次访问她家。在沉闷的空气中，她独自躺在床上，也不与我对视，连听诊器贴到胸前也觉得厌烦，因此我便暂且放弃了对她的诊察。我们采取了上门护理站的24小时应对和上门护士两周一次的30分钟上门护理措施。

　　某一天，上门护士紧急联络我："佳奈女士咬舌了！"我急忙赶过去。当时，佳奈女士的次子正向她吼道："为什么要做这种事！"她拼命想要发出声音，但因咬伤了舌背而无法发出声音。那时，我初次直视着佳奈女士的眼睛问道："在这个年纪咬舌肯定非常痛苦吧，要想再次说话是要进行手术的，是住院进行手术呢，还是就这样在家进行消除痛苦的点滴直到自然疗愈？你觉得哪一个好呢？""要住院吗？"儿子多次问佳奈女士，她都没有点头。当问她"就这样在家吗？"，她点了点头。因此，我最终下定决心"依佳奈女士所愿，居家治疗，直到最后"，并与她儿子签署了相关知情书。

　　不久，一直在背后注视着的二儿媳走到佳奈女士的身旁，一边呜咽一边说："妈妈，我们别再吵架了，好吗？您之前不是很温柔的吗？只是患了认知症后性格变了。一直这样的话太过痛苦了，我们好好相处吧。"听到儿媳这样说，佳奈女士以我们未曾见过的安详面容对我们微笑。那一天，正是佳奈女士丈夫的忌日。

之后，佳奈女士被心地善良的次子夫妇照料并如愿在家中逝去，但这是多么悲伤的 39 天啊。长子夫妇和长女没被邀请参加葬礼。

虽然历史没有"如果"，但如果当初佳奈女士选择了独自生活，她与子女们的关系是不是也不会恶化到这一地步呢？作为多年从事西装裁剪的职业女性，佳奈女士独自生活到最后的财产储蓄应该还是有的。

然而，佳奈女士与三位子女都被"父母需要护理的话，子女应同住照看"这一想法所束缚，导致关系恶化，佳奈女士也因过于悔恨与绝望竟被逼至咬舌的境地。

充斥着鸡零狗碎的同住或不情不愿的同住，如此不完整的关系对亲子双方都是"有百害而无一利"的。这种想法，连同该事例产生的痛苦和挫折，一直伴随着我。

Q46　日本有家人（子女）应对父母的晚年负责这一传统观念。若父母说一个人努力应付，会被说成"父母太任性"。若子女说"不同住"，会被周围人责备，子女会为此感到自责。该怎么办好呢？

A46　我认为在"子女应对父母的晚年负责"这一儒家思想占主导的日本，人们也逐渐开始倾向于个人主义了。在民法中，个人的希望和意志是最被尊重的。

父母想在家中随心所欲地独自生活到最后，如果该意愿不被尊重，父母住院后痛苦亡故，留在人世的子女觉得自己受到了别人的指责，他们大多需要哀伤辅导（请参考 A47）。相反，如果患者本人的意志被尊重，能够心满意足地离开人世的话，家人也能认同到“这真是太好了”。

当老人离世后一切都为时已晚，所以要趁其在世，明确问清老人的意愿，可以的话令其拟定遗书，并事先与除老人和医疗人员以外的第三方即民生委员、行政人员和看护管理员等进行协商，为使老人的愿望得以实现，彼此间进行相互确认。

不管是老人会被说成“任性的父母”，还是子女会被周围人责备，首先要考虑的是，对即将离世之人来说迎来好的人生、好的临终要如何做才好。我认为为达到该目的，一定的“任性”是可以被允许的，看到父母满足的样子，子女也会感到安心吧。

相反，与父母生活方式和价值观不同的子女，“为了父母的晚年”而勉强与父母同住，只不过是互相增加压力罢了（请参考 A45）。看到子女疲惫不堪的脸，父母也是不好受的。在护理之前，首先家人之间维持恰到好处的关系是重要的。保持合适的关系，要在精神上与物理空间上保持适当的距离。父母与子女不同住反倒比同住关系更好，这样的事例并不少见。

虽然有点多此一举，我在这里还是要教给那些亲子关系或婆媳关系不好但又顾虑脸面的人一个秘诀。患者本人（即父母）在世时，子女可以事先向周围人宣扬：“不同住是父母强烈的愿望，真没办法啊。”尽管最终父母在独自一人时亡故，子女也要充满自信地向周围的人说：“能达成父母所愿真是太好了，作为结果来说不错。”如此表述就可以了。遗属若愁眉不展、后悔不已的话，他人可能会趁机进行说教，遗属若泰然处之，他人便也会觉得很有道理。

请树立不为老人独自逝世而后悔哭泣，为老人如愿离世而泰然安心的生死观。如果这种案例在全国增加的话，日本人看护的文化是不是也会发生变化呢？

Q47　也就是说，如果做到心无所憾的看护，就不再需要长期的哀伤辅导（对饱受后悔与自责之苦的遗属进行治愈）了，是吗？

A47　我认为是这样的。如果进行适当的居家临终关怀姑息治疗，患者能够做到没有痛苦地离开人世。虽然离别的哀伤在所难免，但起码那种需要共同分担悲伤，医疗人员必须参与对家属进行哀伤辅导的情况是没有发生过的。

然而，最近医疗人员常常误解哀伤辅导。或认为只要交给时间，哀伤就能够自然疗愈，导致遗属出现抑郁状态；或认为很有必要进行哀伤辅导而过度介入，视遗属为病人。种种状况令人担心。医疗人员的工作是救治病人而非创造病人。

虽说如此，如果后悔和自责的想法与日俱增，遗属重新振作起来的难度会越来越大。如果患者从一住院到最后都饱受痛苦的话，无论如何遗属心中都会后悔与自责。一位高龄患者直到最后都在持续接受残酷的治疗，并在治疗中亡故，留下孤零零的妻子。下面我为大家介绍一个这样的事例。

80岁的直道先生是一个聪明而且意志坚强的人，因恶性淋巴瘤在名古屋大学医院接受了化疗和放疗，虽然病情一时好转过，但在3年后还是复发了。尽管某著名医院和另一家有代表性的医院都表示没有办法了，但他想再听一听别的医院的意见，希望我能帮忙介绍第三家医院。为此，非血液疾病专家的我不得已向某医院一位值得信赖的部长发了介绍信。

然而，不幸的是，部长没在，所以实际看诊的是那所医院排名第三的一位年轻医生，因他说了句"万一化疗可能起效呢"，直道先生便一头扎了进去。这里我希望大家一定要记住，医生所说"万一可能起效"是与患者一方所期待正相反的"基本无效，会有副作用"的意思。

直道先生马上住院并开始了化疗，但却在长达半年的与病魔的激烈斗争中离开了人世。他直到最后也没放弃希望，好像还曾向周围的人说过"我还能再活 3 年"。

直道先生的妻子的憔悴模样，令旁观者不由得感到难过。在丈夫与病魔的斗争中，她勤勤恳恳地持续照料，因直道先生说"希望你待在我身边"而一直夜宿病房。直道先生一见不到她就立马叫喊，所以妻子的生活就处于在丈夫睡着时急忙回家冲个澡，然后再赶回病房的状态。别说一人独处的时间了，就连饭都未能好好吃过。

"差不多的时候，希望在家看护。"据说直道先生的妻子也曾如此考虑过。然而，因直道先生本人过于痛苦，回家这个选择根本无法再想。直道先生在失去意识半天后便告别人世，亡故于残酷的痛苦之中。

直道先生的妻子受到剧烈冲击，陷入一种茫然若失的状态。不过，丈夫离世后的一段时日，她也是杂务缠身甚至连喘口气的时间都没有。不久，没有充足睡眠的她在结束了直道先生的除服法事后，身体状况急速下降，最终因病发急性肾衰竭住进了医院。

她曾一度处于濒死状态，须进行血液透析。虽然摇摇晃晃连起身上厕所都无法做到，但因她本人表达"不要住院"这一强烈愿望而出了院。之后，她被介绍到我们诊所，开始了"独居者"的居家姑息治疗。

在接受居家疗养，包括上门护士的心灵关怀的过程中，直道先生的妻子的身体不断恢复，不到一年就能自己前往诊所看病了。两年后，她精神饱满地来到我们诊所，一脸幸福地笑着对我们说："看电影直到深夜也好，睡懒觉也好，想吃什么不想吃什么也好，都是不受任何人打扰的随心所欲的生活。人的生命是由神明决定的，所以现在我一切都按自己喜欢的样子来生活。如字面所言，我现在是真正享受着'独居者的晚年'啊。"

直到最后都不放弃希望，"与病魔做斗争"并非不对。不过，目睹患者在饱受痛苦治疗后亡去，家属内心会留有"那样真的好吗？""我是不是没能让他过得更舒服一点？"之类的纠结、自责与煎熬。尤其如直道先生的妻子那般，牺牲自我也没能救回亲人，此时家属大多会感到心力交瘁，往往要接受长时间的哀伤辅导才能重新振作起来。

相反，在经历痛苦的住院生活后，家属若选择回到家中完成心无所憾的看护，之后就不需要哀伤辅导。我接下来介绍一个这样的事例。

2009年3月，因肺癌住院的66岁的由纪惠女士被确诊为癌细胞颅内转移，并被告知只剩下一个月的生命。疼痛、难受、夜晚完全无法入睡，由纪惠女士一整晚不断咣当咣当地拍打着病床的护栏。

当月23日，由纪惠女士的二女儿来我们诊所进行咨询："性格温柔的母亲因过于痛苦而性情大变，有没有什么办法呢？"翌日，由纪惠女士办理出院手续，并开始接受居家临终关怀姑息治疗。

回到家后，由纪惠女士的恢复状况简直令人难以置信。虽然只是继续输液和服用药物，但她充满着如字面所言"回家了"的喜悦。令我们惊讶的是，出院10天后的4月4日她还和女儿一起去赏了樱花，21日还在庭院中拔杂草。然而，翌日（22日）开始无法出房，23日无法下床，并于24日早上9点安详地离开了人世。

在该事例中，患者虽未因回家而得以延命，但在人生的最后一个月里享受了与生病前并无二致的充满活力的生活，离世也并不煎熬。或许正因如此，遗属心中留下的是对于"母亲能够幸福离开"的安心与满足，而不是离别的悲伤。送别母亲三分钟后，在母亲的枕边，临产的长女摆出两只剪刀手，二女儿抱着母亲的爱犬拍了一张纪念照。

Q48　要消解"在弥留之际家人应到场"的这一信念，该如何做比较好呢？在医疗和护理的专业人士中，持有此种信念的人也不少。

A48　认为"家人故去时，想要到场或应该到场"的人有很多。为了使这一愿望达成，强迫不想住院的人住院，让病人由心电监护仪来管理，为病人在心脏快要停止跳动时能得到拼命的救治而感到安心，这一类人是何等多啊！我的患者中也存在不少这种人。

但请试着想象把自己置身于被动者一方。在自己临终时，在终于要离开的瞬间，只是因为家人要"给自己送终"而被施以心脏复苏按压或人工呼吸之类的延命措施，自己是不是感到十分困扰？患者本人的想法被抛置一旁，被强迫留于此世。如果说这就是虐待老人，言之过甚吗？

从在鬼门关走过一遭的72岁的惠子女士那里，我听到了这样的话："刚恢复意识时，手背上传来了如被腌菜石压着的沉重感，正想叫喊'啊，好沉，快停下'时，忽然那种沉重感消失了，接着感觉到了手像飘浮着一般的轻快感，那一瞬间，我听到了声音便醒了过来。从情形推断的话，大概我最初感受到的沉重感是候在床边的女儿大声叫喊着'妈！'时从上面抚摸我的手的重量感，之后又变轻是因为从下面抬起了我的手。"

也就是说，对于处在鬼门关的人，连手被人抚摸都是难以忍耐的沉重感。更别说心脏复苏按压之类的动作，患者体会到的可能就是胸口被狠揍般的疼痛与难受。

为避免误解，在此我要紧急补充一句。患者心脏停止跳动后，通过心脏复苏按压和使用AED（自动体外除颤器）而得以生还的人不少。在我的患者中，通过这种方式治疗而能够自己走着出院的就有7人。对于适用急救的人来说这是重要的医疗手段，重点在于判断这样做是否有益于患者的人生，并根据判断结果来采取措施。

只是为了家人的安心，让进入临终期的老年人住进医院并在那里逝去，要我说这和让其"在狱中死亡"并无不同。因为从某种意义上讲，最能确保人身安全的就是被收入监狱。

独自一人在家，可能会在周围没人的时候亡故，可这是很不幸的事情吗？更何况如果"在家生活到最后"是患者本人最大的愿望的话，将这一愿望的达成用"真可怜"来概括，可以说是对患者的不理解和不敬。

　　行将就木之人自己认为"啊,真好!"的离开才是最重要的。虽然呱呱坠地的出生场所是由父母决定的,但至少故去的地方由自己决定是不是也挺好的?倘若患者本人希望在家中逝去,请家属一定要让其达成所愿。

　　当痛苦时想住院,在如今的日本,患者或家人打个电话或按下按钮就会有救护车来迎接,不管身处何地都是可以住院的。因此,患者在家中逝去没有痛苦,没想过要叫救护车,所以这种死是"如愿死亡""认同死亡"。

　　事实上,如果想要坚守"患者弥留之际家属无论如何都应到场"这一信念的话,家属必须将自己的生活和工作搁置一旁来陪护。可是,由于人类生命的不可思议,有时候被以为会在几小时后故去的人能再活好几周,有时候以为还不要紧的人却没多久就离世了。实际上,前者情况居多吧。围在枕边屏息注视着患者,为了不错过死亡瞬间的家属,在等待期间疲惫不堪,有人甚至会晕倒。这样一来,现场就会开始弥漫着沉闷的气氛,患者对于这种气氛非常敏感,因此如同黑色幽默般,患者本人会被逼至"不早点死的话不太好"这一地步。

　　相反,家属以"只剩离开"的轻松态度应对的话,患者因为这种气氛也会变轻松,甚至期待寿命的延长。如此,人们若被"弥留之际家属无论如何都应到场"的信念束缚是有百害而无一利的。

　　消解这种信念只有依靠一件一件切实地增加居家看护的成功案例。医疗、护理专业人士要亲眼见证一下居家看护中"好的离别"场面,因为百闻不如一见。

　　很多来自全国各地的医生、护士来我们诊所进修,而且开展同样业务的居家临终关怀姑息治疗医疗机构已遍布全国。了解这一状况，请务必从专业人士开始。我认为对于患者而言，专业人士的使命和责任便是如此了。

Q49　小笠原医生，您说"安详的死亡并不可怕"，这是真的吗？

A49　是真的。我曾听闻因被施以心脏复苏术而从鬼门关走了一趟的七个人的经历，大家都满是怀念地谈起当时，这一点令我印象深刻。

据说对临终之人的血液进行检查，会发现他们身上的促肾上腺皮质激素（ACTH）和脑啡肽物质会增加。脑啡肽是一种脑内止痛药，与内啡肽拥有相同的效果，也就是所谓的多巴胺物质。促肾上腺皮质激素虽是肾上腺分泌的激素之一，但在人临死之际，这一物质似乎会被大量分泌。换句话说，无论经历怎样的过程，在死亡的瞬间，人都是一种幸福的心情。即便在咽气几分钟后从"彼世"归来也没有痛苦的记忆，原因可能就在于此。

也就是说，一个人即使跨越死亡之境也没有难受和痛苦，也没有下地狱，任何人都注定要安详平稳地离世……这样一想就能十分安心。

若是创造天地之神明，在人死亡的瞬间，通过内啡肽物质来为人类治愈痛苦的话，我们不得不对神那宽广无比的胸怀抱有殷切思慕和敬畏之心。或许内啡肽物质只是进化的产物，对此，我不是很清楚。不管怎样，医疗人员在患者迎来死亡前都要凝视生命，努力消除在世之人的苦痛，宗教人士不正是在思考生命的同时，尽力消除在世之人的痛苦吗？

与其说"安详的死亡并不可怕"，不如说"死亡是安详的。没有苦痛的生是安详且不可怕的。因此，安详地生活然后死去也是不可怕的"。

话说回来，大家知道与内啡肽类似的药物是什么吗？

答案是吗啡。如大家所知，医疗人员若能很好地使用吗啡的话，患者是不痛苦且快活的。

尽管临终之时患者仍在脱水，但内啡肽会增加。我想，高僧在断食达到某种境界时，脑内的内啡肽是不是也在增加呢？但对于凡人来说这太难了，所以为了安详地活到最后还是依赖居家临终关怀姑息治疗团队吧。这样的话，死亡是不可怕的。

在居家姑息治疗中，患者的安详与豁达是理所当然的，要使患者活得开朗，希望患者最后在居家临终关怀下清净地离开。这正是小笠原内科的理念所在。

没有家人的我，
护理该托付给谁呢？

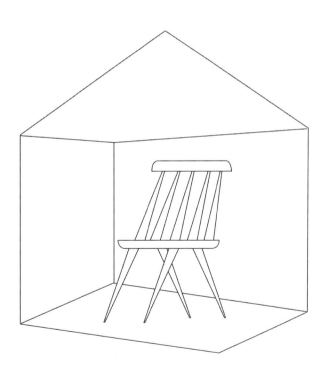

上野千鹤子：

◎如果独居者有代替家人的可信赖的关系网，那么独自一人也
　能在家中告别人生……独居者应事先构筑怎样的人际关系？

◎身为"行将就木之人"，我能为此做些什么样的准备呢？

小笠原文雄：

◎独居者并非"只能孤独而死"，独居者"与孤独死不能画等
　号"。这是我在患者家中对许多独居者进行护理后获得的真实
　感受。

◎在我的经历中，实现了"如愿死亡、满足死亡、认同死亡"
　的独居者们，都是与医生和上门护士等组成居家临终关怀姑
　息治疗团队一起努力做到的。

"人独自死亡"是一则彻头彻尾的谎言，看一下死亡现场便明白了。尽管故去时是一个人，但遗体的善后，自己是无法完成的，必须委托给他人。就算不举行葬礼也必须由他人把遗体送到火葬场，就算骨灰不撒也至少得把骨灰托付给某个人。

如果独居者有代替家人的可信赖的关系网，那么独自一人也能在家中告别人生……独居者应事先构筑怎样的人际关系？对看护管理员和护工等专业人士期待到何种程度比较好呢？

朋友和志愿者可成为依赖的对象。我听闻独居者的看护队伍中有志愿者，小笠原医生您这边也有志愿者活跃在工作一线。请问小笠原医生，在您的经验中有成功的案例吗？有的话请告诉我们。

虽然看护管理员和善终管理师也可成为依赖的对象，但我还是希望有能负责从金钱的管理、死后的料理、葬礼的安排到遗嘱的执行的组织机构。虽然我知道成年人监护制度，但全部的事情都托付给某一个人反而会令人感到不安。如果存在能联合专家、志愿者、亲属与朋友的组织机构，我便可以安心了。虽然现在也有收费承包相关业务的团体，但其信用与实际经验还远远不足。

身为"行将就木之人"，我能为此做些什么样的准备呢？

Q50　没有家人照顾的独居者就只能孤独而死吗？处理与朋友、邻居、志愿者、社区等关系时，哪些事项是有必要注意的呢？

A50　请等一下，独居者并非"只能孤独而死"，独居者"与孤独死不能画等号"。这是我在患者家中对许多独居者进行护理后获得的真实感受。

之所以这么说，是因为在我的经历中，实现了"如愿死亡、满足死亡、认同死亡"的独居者们，都是与医生和上门护士等组成居家临终关怀姑息治疗团队一起努力做到的。在该团队中，帮助患者安心生活的人们（护工、朋友、附近的居民、志愿者等人）松散地关联在一起。不同的地区，甚至会有报纸和乳酸饮料的配送员、邮递员、生活协同工会人员之类的上门服务人员担当看护。最近，埼玉县入间市①的一名乳酸饮料配送员对老年顾客门前信箱堆积报纸一事感到疑惑，便通知了警察，从而避免了一起孤独死事件的发生。

无论如何，利用居家临终关怀姑息治疗团队便不会出现人们所谓的"孤独死"。一个人要想在人生终点之前始终内心丰富地生活，我建议还是在健康的时候结交一些值得信赖的朋友，事先准备必需的最低限度的金钱为好。

一辈子单身的美惠子女士（78岁），其好友作为关键人物将

---

① 在日本，"县"的行政级别比"市"要高，日本的"县"相当于中国的"省"。

众人联系在一起，让美惠子在没有任何不安的心境中离开人世。

2004年2月，智子女士推着坐轮椅的美惠子女士来到我们诊所。美惠子女士身患晚期卵巢癌，她的好友智子女士比她小20多岁。美惠子女士与我商量道："虽参观过姑息治疗病房，但我还是不想住院，希望在家接受治疗。"由此我们诊所的居家临终关怀姑息治疗团队开始为其治疗。曾身为教师的美惠子女士与曾身为护士的智子女士是某社会活动组织的前会长与现会长。

开始居家临终关怀姑息治疗后，包括智子女士的朋友、熟人在内的10多人组成看护小组以轮班方式到美惠子女士家中进行看护。除智子女士，其他人都不是美惠子女士直接深入交往过的。美惠子女士还与智子女士商量了葬礼事宜，告别式的安排和遗嘱执行内容也都毫不耽搁地制订完成了。

某天，我上门诊察，美惠子女士指着挂在墙上的白色物品问我："医生，知道那个是什么吗？""像是您朋友做的啊，相当长的布啊……"我这样嘟囔回答后，她又指着另一件白色物品问："那个呢？""这个我知道，是白寿衣吧？""是的是的，实际上那个是朋友做给我的（与白寿衣配套的）护身布，但医生您不觉得它有点长了吗？""护身布啊，虽然可能长了，但朋友做给您的，真好呀。""是的呀，大家努力为我做的。什么时候离开我都可以安心了。"美惠子女士这样说着，莞尔一笑。

3月底，智子女士作为关键人物联系朋友和熟人，白天一个人照料，晚上两个人夜宿照看。深感"独自生活也能在家故去，没有比这更幸福的事"的美惠子女士离开人世是在智子女士留宿的那天夜里。

2004年那64天的诊疗经验成为我开始仔细思考让独居者能够在家安稳去世的系统的契机。

Q51   我听闻对于独居者的看护来说，相比专业人员，有时志愿者会更好。对志愿者可以抱有怎样的期待呢？

A51   我们可以期待两件事。首先，志愿者能将世间的气息与动向带到居家患者身边。倾听型志愿者虽受到欢迎，但能够进行芳香疗法、美容、足疗的志愿者因"温暖身心"在患者中大受欢迎。能做到身体温暖、酣然入眠的话，患者免疫力就会上升，便可以期望更长的寿命。

其次，在容易形成上下关系的医疗、护理与患者的世界中，志愿者可以帮助构造一种水平（横向）的人际关系。当然，医疗团队也一直努力想要形成横向关系，但从患者的角度来看，无论如何都容易与医生形成"上下关系"，与护士形成"倾斜关系"。护士是相比医生更常接触患者的一种存在，虽然患者会在意距离感，但实际上不管与患者脾性是否相合，基于工作义务，护士都必须进行护理。脾性相合的话是没有问题的，但因与脾性不合的人持续交流而变得痛苦，这种情况也是有的。患者与看护管理员及护工无法形成横向关系。但面对志愿者，患者本人觉得"相处起来痛苦"，直接拒绝就好了。反过来，志愿者一方也有拒绝照顾患者的自由。

我希望更多的人可以知晓，在护理时能够给予患者"自由的空气和治愈"的正是毫无关系的陌生人，而并非家人、护理专业人士或朋友。

志愿者服务意味着无偿服务，请志愿者帮忙的人基本没有费用负担。但对超出长期护理保险范围的护理和看护，也可以提供一定补贴雇用"有偿志愿者"。

从2012年4月开始，小笠原内科开设了志愿者培训讲座班，定期开设 1 小时课程的讲座，向修满 4 次课的人授予结业证书，修满之后可以作为志愿者被团队安心接纳。志愿者大概会以每周 1 次、每次 1 小时的频率前往患者住处照顾患者。一名志愿者负责照顾一位患者是基本原则，患者的数量不能增加到 2 人或 3 人，因为志愿者的负担增大的话难免感到疲惫，从容对待患者将变得十分困难。

"当治愈他人时，自我也必须得以治愈。"这是我们医院医疗人员的心得，志愿者也有同样观念。

Q52　援助独居者生活看护的专家团队是由看护、护理、医疗三个部分组合而成的。三者之间是如何合作的？成为合作支柱的是哪一方呢？要具备怎样的能力呢？

A52　成为合作支柱的人须了解长期护理保险制度的使用方法，拥有有关看护、护理、医疗组合的广博知识与人脉。这是要具备的能力。如果该人物担当团队的指挥一职即善终管理师的话，多职业合作将成为可能（请参考 A20）。

虽然一般情况下多是看护管理员担任该角色，但福利相关人员较多、精通医疗的人员较少现已成为要面对的课题。医疗与护理占比较大的癌症和急性疾病的患者看护，以及有关临终期医疗，由上门护士或护士出身的看护管理员担当该角色较为理想。对于需要长期看护管理的慢性疾病的看护，可能社会福利工作者等福利相关人员会比较合适。

当负责经济不宽裕者或接受最低生活保障者的看护时，作为合作之柱的人必须与生活福利科的负责人、民生委员及保健师开展合作。在这个意义上，有必要让能使五方（三方组合＋福利＋保健）合作的人担任指挥。始终将患者利益置于第一位来考虑，面对任何人"都能进行很好的话语表达"，这样的能力是合作之柱必须具备的。

关于合作方式，为使援助患者的人们彼此认识，首先要召开护理会议，通过促膝而谈了解彼此的专业性、知识和技能，这会成为推动协作顺利向前的动力。彼此关系熟络后，达到能相互理解彼此想法和技能的程度时，就算不见面，利用iPad或智能手机等ICT（信息通信技术）产品也能进行会议和业务联络。

在小笠原内科，具有看护管理员资格的上门护士长作为联系医疗、护理、看护、福利和保健的关键人物（善终管理师）活跃于医疗一线。好好地监督医生有没有自以为是，有没有看错方向，一旦捕捉到危险信号便好好向患者本人直言，这也是善终管理师的重要职责所在。我都不知道从我们医院的善终管理师那里获得了多少帮助了。

Q53　成为关键人物的是善终管理师，但这种人才的数量还远远不足，是吗？

A53　还远远不足。最初，长期护理保险制度设想的对象是处于脑梗死发病后的安稳状态或认知症慢性期的患者，看护管理员的理想人选是保健师、护士和职业治疗师。然而，随着看护管理员的职业种类逐渐扩展到医生、牙医、口腔卫生师、理疗师、药剂师、营养师、护工、护士、社会福利工作者等工种，看护管理员的工作重点变得模糊不清起来。

比如当面临"患者罹患癌症、因癌症晚期而告别人世"的情况下，由于看护人员和属于福利职业的看护管理员无法预测疾病的发展过程，许多安排就容易滞后。因此，只能由上门护士进行后援弥补，这是如今的现状。

不只熟悉长期护理保险，还要精通包含医疗保险和残疾人自立援助制度在内的所有社会保障制度，横跨多领域进行看护管理，这种综合能力非常必要，所以在人才培育上应投入更多的时间。

2010年9月，我在内阁府与前厚生劳动省事务次官、现东京大学研究生院特聘教授辻哲夫先生见面时，他告诉我"培育善终管理师是异常重要的"。

在2012年4月厚生劳动省推进的居家医疗合作据点事业中，具有看护管理员资格的护士与具有社会福利工作者资格的医疗社会福利工作者成为关键人物。拥有两者的思考方式并兼具能力的人物，便是我们称为的善终管理师。对支撑日本老龄高死亡率时代，善终管理师的立场是不可或缺的，我认为培育善终管理师可以改变日本的居家医疗水平。

Q54　从服务使用者的角度来说，我希望有更多人员加入其中。希望口腔卫生师和药剂师也可以加入进来，希望负责十分重要的金钱管理的律师和注册税务师也能加入进来，我设想将包含这些人员在内的组织命名为总体生活管理。这一组织在专家间可以协商达成吗？

A54　我认为上野女士您提出的总体生活管理也能以善终管理师为中心得以实现。

善终管理师在制订涉及医疗、护理、看护等整体护理计划时，是从认真评估以下几点开始的。患者的经济状况如何，其中能用于自己照护的钱有多少，关于使用途径本人是如何考虑的等。不进行评估的话则无法制订现实的计划。比起将金钱投入到自身的健康与幸福，也有人更想把金钱留给子孙。所以，在那种情况下，计划的制订也会尽可能考虑依从患者本人的意愿。

独居生活者"（因为独自一人感到不安）想与众人相处"，光靠看护保险服务无法获得满足，我们会考虑制订请志愿者、有偿志愿者、家政阿姨之类的自费护工前来帮忙的计划。在此基础上，我们预测这个人能正常生活多久，之后日常生活活动能力下降将发展到何种程度等，结合这个人的财务状况，以考虑整体的看护管理，这是很有必要的。

对于想拟定遗书或商量遗产分割的人，善终管理师应适宜地与律师或司法书士①、注册税务师或注册会计师取得联络，推进必要的程序。

最近药剂师和牙科行业也在关注家庭护理，因此让活跃在各领域的人们顺利加入团队应该没有问题。

药剂师行业也在完善援助居家人士护理的各种服务。不仅在医院和药店窗口将配好的药交给对方，药剂师还会将医生开的处方药带到患者家中，并告知对方药效、副作用和服用方法等。对于可能会忘记服药的患者，有的药店甚至推出了将每次服用的药物放入一个袋中（一包化），然后粘贴在大的日历上的服务。有没有服药，不仅患者，就连护工也能一目了然，因此大受欢迎。

牙医和口腔卫生师一同前往患者家中（即上门牙科），不仅为患者治疗龋齿和牙周炎等疾病，还负责整体的口腔护理，已

---

① 如果直接翻译成中文就是司法代书人，是日本的一种法律职业，类似于中国专门做非诉事务的律师。

成为团队中重要的部分。

如上所述，我认为善终管理师在担任总体生活管理的总指挥一职时，根据需要将注册税务师、律师、司法书士、药剂师、牙医、口腔卫生师等纳入团队比较好。

召开涉及各领域的团队成员的全体会议，以及在信息共享的基础上，建立一个相互监督的系统，是今后要面对的挑战。

准备多少金钱好呢？

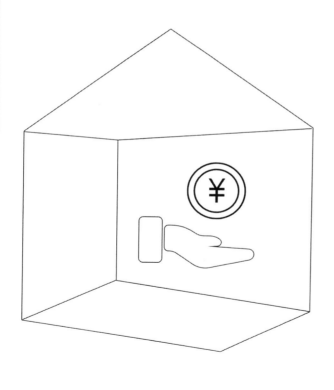

上野千鹤子：

◎虽然很多人希望"真能这样就好了"，但首要考虑的还是金钱。

◎"要花多少钱呢？"人们都会有这样的担心吧。

小笠原文雄：

◎虽然根据看护的费用确实有A级、B级、C级（先勉强这么表
达）等区分，但我的观点是，费用级别未必与看护质量和接
受看护者的满意度正相关。

◎如美食一样，即使是B级、C级也有"超好吃"店家和顾客
"络绎不绝"的店家。经济上去不了A级的人也能愉快地多次
前往B级、C级饭店，但不会因此而感到不幸福或不满足。

终于进入金钱这一话题了啊。

交谈到现在，为使一个人在家告别人生成为可能，我们谈到了理想的在家护理和医疗，向小笠原医生进行了诸多请教。虽然很多人希望"真能这样就好了"，但首要考虑的还是金钱。"要花多少钱呢？"人们都会有这样的担心吧。

日本老年人的储蓄率很高，平均储蓄额高达2000万日元以上（源自2010年厚生劳动省有关65岁以上家庭平均储蓄额的数据），这绝对是不低的。老年人不使用这部分钱是源于对自己晚年生活保障的担忧，或因为养老金和资产由子女掌管。或许，没有妨碍自己使用自己金钱的子女这一"抵挡势力"，独居者反而是幸福的。

我知道日本老年人的住房自有率也是很高的。但他们为什么要特意离开自己的家去老年人疗养所或收费养老院呢？与疗养所不同，在家的话无须支付房费，反而可以将钱用于购买护理服务。附带服务的老年人住房房租为7万~8万日元，单间型特别养护老人之家的单间使用费（含房费和伙食费）也要花费这么多。如果将这部分钱用于购买服务，应该能买到相当多的服务了。这样仍然不够的话，也可以尝试以自有住房为抵押进行死后清算的方法（倒按揭）。原本通过贷款将现金流转为固定资产，到了需要的时候，可以把固定资产转为现金流。这也是无须为了子女顾虑财产如何分配的独居者的特权。如果你有子女，把子女培养成具有不指望父母资产的独立人格吧。

患者死于医院或死于疗养所，患者本人负担的费用较少，但实际上，无论从硬件还是软件角度，各个方面都会花费大量的社会保障资金。厚生劳动省转向支持轮班照料的居家疗养，也是与老人死于家中有助于降低社会保险费用支出有关吧。当然，提升患者满意度是最重要的。

对于保障患者的生活质量和尊重患者的"理想的在家护理"的愿望，现行的长期护理保险制度有什么不足吗？目前所讲到的护理在长期护理保险范围之内吗？弥补长期护理保险不足需要多少钱呢？接下来请小笠原医生讲述看护在家独居老年人的具体事例。

Q55　截至目前，我们讨论了关于理想的在家护理和医疗的话题。虽然很多人表示"这要是能实现就好了"，但同时，金钱要先行，患者会担心"要花多少钱呢？"目前所讲到的护理在长期护理保险范围之内吗？

A55　若患者想要长期护理保险范围之外的服务，不管什么服务我们都能提供。不过，控制在长期护理保险制度范围内的居家疗养也完全可以实现。截至目前，80%的癌症晚期患者已被该保险覆盖。在超出保险制度范围的例子中，或出于患者本人希望或出于家人希望而增加了服务，大约各占一半。

　　下面我为大家说明有关医疗保险和长期护理保险的详细内容。

　　首是先关于医疗保险，医疗费用的负担根据人们的收入情况分为3个级别。对于70岁以上的老人，普通家庭每人每月1.2万日元，低收入家庭（户主及家庭成员处于免征居民税的情况下）则为8000日元；与在职职工同等收入（上一年的应纳税所得额为145万日元以上的情况）者为4.44万日元；70岁以下分别约为8万日元、3.54万日元、15万日元。

　　目前所介绍的医疗服务全部在医疗保险范围内，因此你不会被要求支付超过上述数额的费用。但要注意的是，在医疗机构、上门护理机构和药店的窗口患者须暂时垫付全额费用。三个月后，三个部门的总金额超过上述金额的部分将予以退还。

　　另外，看护保险是怎样的呢？看护保险是根据需要护理等级来决定可使用金额（制度上是单位数）的，个人须支付其中的一成。岐阜市的情况是，"需要护理5等级"是3.583万日元，4等级是3.06万日元，3等级是2.675万日元，2等级是1.948万日元，1等级是1.658万日元。但由于各个地方在限额上多少会有差别，请留意，详情请向地方城镇的相关窗口和看护管理员进行确认。

　　那么，在需要护理等级级别的上限范围内能使用的服务究竟有多少呢？下面我给大家举一些例子吧。

　　首先，当患者处于癌症晚期的情况下，由于上门护理是由医疗保险支付的，因此长期护理保险中的这一部分便能用于其他服务。例如，"需要护理5等级"的情况，患者可租借护理床，每周可利用1次45分钟的上门洗浴服务，每周有4天可利用1日2次的白天30分钟身体护理和1日1次的1小时的"身体护理＋

生活援助"服务，每周剩余的3天可利用1日3次的白天30分钟身体护理服务。

厚生劳动省指定疾病的上门护理适用于医疗保险，而指定范围以外的疾病如果是"需要护理5等级"或卧床状态，上门护理则适用于看护保险。患者可租借护理床，每周可利用1次45分钟的上门洗浴服务，联系24小时应对的上门护理服务可享受每周1天的1日1次1小时的上门护理服务。此外，每周有3天可利用1日2次的白天30分钟身体护理和1日1次的1小时"身体护理+生活援助"服务，在剩余3天中，1天可利用1日3次的白天30分钟身体护理服务，其余2天可利用1日2次同样白天30分钟身体护理服务。

同样是"需要护理5等级"，但稍微健康一点的患者，可租借护理床，联系24小时应对的上门护理服务，可接受每月1次30分钟的上门护理服务，接受每周2次的日间护理服务。日间护理服务之日和周日可利用1日2次的白天30分钟身体护理服务，剩余之日可利用1日2次的白天30分钟身体护理和1日1次的1小时"身体护理+生活援助"服务。

如果是"需要护理3等级"的情形，则服务变为如下情况：护理床的租借、上门护理和日间护理服务与上述相同，每周白天30分钟的身体护理和1小时"身体护理+生活援助"各1次，每周有4天可利用1日1次的白天30分钟身体护理等套餐服务。

伙食方面，无论哪种情况，在岐阜市，患者均可利用看护保险制度之外的配餐服务，即午饭每餐350日元、晚饭480日元（特食①550日元）。

---

① 特殊医学用途配方食品，又称"特医食品"，简称"特食"。——译者注

　　原则上癌症和ALS等厚生劳动省指定的疾病可用医疗保险申请上门护理,而指定范围之外的认知症、脑梗死和心力衰竭等疾病基本可由看护保险提供上门护理,因此可以作为上门看护使用的服务就减少了。然而如前所述,在并发吸入性肺炎的特殊情况下,使用医生写的《特别的上门护理指示书》,上门护士甚至能够每月连续14天上门护理(请参考A33)患者,输液等服务也能由医疗保险提供。患者临终期的上门护理原则上也在医疗保险范围之内。

　　最后,在此补充一个我看过的个人认为最花钱的例子吧。

　　83岁的爱子女士从小被当作"大小姐"养育,2001年开始接受上门诊疗。2002年,出于对父母的关怀,爱子女士的孩子分别为她和她重病的丈夫请了家政阿姨。2003年3月爱子女士送别丈夫开始独居生活,由3位家政阿姨轮流进行日常的照料。

　　2010年8月,爱子女士因衰弱而无法进食,我便对其家属说:"她应该只有一个月左右的时间了,之后每天输液500毫升吧。"在大医院当医生的儿子表示希望为母亲实施胃造瘘,之后爱子女士做了胃造瘘手术并于8天后出院。虽然爱子女士每天被注入1800毫升、1125千卡的营养液,但仍屡次出现吸入性肺炎症状,痉挛反复发作。

　　之后,在与家属进行多次协商后,我决定逐渐减少对爱子女士的水分和营养供给。2012年9月将胃造瘘的供食量减至每日500毫升、250千卡之后,爱子女士脸上那痛苦的表情散去了。不久,她便在亲切的家政阿姨的照料下安稳地离开了人世。

　　守夜时,她的儿子说:"无论母亲是何状态,我都希望她能长寿,所以才会勉强她留于人世。我不知这是好还是仅仅给她带去了痛苦。但去世前几天她面向佛龛微笑的样子救赎了我。

母亲走后,我在心中与横躺在棺材里的她进行了约 2 小时的对话,然后我感觉自己好像看到了已去往彼世的父亲出现并牵起母亲的手带着她离开。"这番话给我留下了很深的印象。

总是笑吟吟的并被周围人爱着的爱子女士,在独居生活后的九年半时间中,居家疗养所花费的雇用家政阿姨费用共计约5200 万日元。

Q56　我明白了,看护也同美食一样有 A 级、B 级、C 级,此外安全安心也有同样等级,并且也可以自己决定。那么,对于保障患者的生活质量和尊重患者的"理想的护理"愿望,现行的长期护理保险制度有什么样的不足吗?

A56　虽然根据看护的费用确实有 A 级、B 级、C 级(先勉强这么表达)等区分,但我的观点是,费用级别未必与看护质量和接受看护者的满意度正相关。

如美食一样,即使是 B 级、C 级也有"超好吃"店家和顾客"络绎不绝"的店家。经济上去不了 A 级的人也能愉快地多次前往 B 级、C 级饭店,但不会因此而感到不幸福或不满足。

看护也是同样。如刚刚介绍过的那样,接受最低生活保障之类的经济上不宽裕的人们也能被上门护士、护工和街坊四邻珍视地照料着,在住惯了的家中继续自己的独居生活,直到最后安稳离世。根据金钱多寡所能选择的护理服务套餐确实不同,但我不知道这与"看护质量"和患者本人的幸福度是否正相关。

重要的是,患者本人能够与周围的人建立怎样的关系。将来自己需要护理时,如果想拥有真正意义上的"A 级"看护关系,还是要在健康时,有可能的话从年轻时开始尽可能与接触到的人培育出良好的关系。为此不断努力并磨炼这一技能吧。良好关系的积累将化作安心与自信存于患者心中，也可以帮助驱离衰老过程中所滋生的不安与寂寥感。

事实上，不管面对怎样的现实都能与周围和自身保持一种比较圆满的关系的人，即便得了认知症也不容易出现消极的行为和精神症状，就算出现也是轻微的。这是我的真切感受。成为天真纯粹的"可爱的认知症"患者反倒被更多周围人所喜爱。我所认为的"A级"护理往往出现在这种人身边。

下面介绍一个人为了"理想的护理"必须考虑的两件事。首先，如果胃造瘘管饲、吸痰、栓剂的插入和点滴的检查等被认为是"家属可行"的医疗行为的话，护工也可以被许可进行。仅仅因为是家属，七八十岁的外行人都能做的事，专业的护工不可能做不到。

从2012年4月开始，对"特定者"实施这些医疗护理，护工在完成8个小时的讲座学习和演练并接受实地培训后，也是可以操作的（请参考A28、A41）。我希望所有栓剂的插入和输液拔针等操作，家属能做的护工也能获得许可，使护工拥有这种灵活处理的权力。不这样做的话，厚生劳动省推进的构筑以居家为中心的地域综合照护体系只能是空中楼阁。

其次，对于拒绝留置导尿术而希望进行如厕引导或替换纸尿裤的人（请参考A17）来说，夜间上门看护的人手肯定是不足的，因此今后要更加完善巡回型护理和看护系统。

坦率而言，我认为以上两件事是必须要做的。

Q57　弥补长期护理保险不足的部分，需要多少钱呢？

A57　虽然说要具体情况具体分析，但我认为选择留置导尿术或夜间镇静则无须进行夜间身体护理，所以自费负担的超出长期护理保险费用一成的情况少有发生。

当然，不选择夜间镇静或留置导尿术而委托家政阿姨和护工时，会产生超出制度范围的额外费用。

从现实情况来看，因癌症而卧床不起，即转变为需要进行夜间身体护理的患者，多在无法下床后一个月内离开人世。因此，超出保险范围的金额一般在30万日元以内，这或许能成为一个基准吧。另外，在患者患有认知症或脑卒中后遗症等长达5年、10年的例子中，费用增高至100万日元、200万日元的情况也是有的。

然而，人生百态，各有不同。有人入住每日4.3万日元自费的附带服务的老年人住房18天，承担每年550万日元的家政服务费，9年半居家疗养期间共承担约5200万日元，就这样在家生活到最后（请参考A55）。患者因丧偶从夫妻两人共同生活突然转为独居，子女们怜惜母亲，为母亲选择这样的生活。经济上宽裕的话，这也不失为一种选择吧。

多数独居者由于长时间一个人经营自己的生活，尽管变得无法行动，内心却是坚强独立的。利用医疗保险和看护保险等公共援助，高效利用留置导尿术和夜间镇静等有效手段，事先准备保险制度中自行负担以外的自费费用100万日元（癌症情况下30万日元）的话，我认为足够实现"如愿死亡、满足死亡、认同死亡"的愿望。事实上，即便是接受最低生活保障的人也能独自在家告别人生，所以有钱有有钱的方式，没钱有没钱的做法，任何人独自在家告别人生都是可能的。

Q58　请列举一些小笠原医生您在护理独居者的医疗实践中患者费用负担的事例吧。

A58　按照疾病类别，对2008年到2012年5年间我们医院所护理的18位独居者进行划分，癌症患者有13人（其中3人并发认知症），非癌症人员有5人（认知症3人，衰老2人）。在这18人中，除去死亡确认书费用（1万日元），紧急出诊时的车费（居家期间平均每人不到1万日元，访诊时的车费免费）等实际费用外，需自行负担保险之外费用的仅有7人，其余11人的花费尽在医疗保险和长期护理保险范围之内。

在自行负担保险之外费用的7人中，5人有认知症，分别为弘纯先生（请参考A36）、奈津女士（请参考A37）、良子女士（请参考A39）、爱子女士（请参考A55）、多茂津先生（后述）。前面两位虽说有自行负担费用，但并非花费很多钱以提高生活质量，而是为了在家生活到最后，利用必需的最低限度的服务，产生了相应费用。他们的事例或许能成为今后尽管罹患认知症也希望独自在家告别此生之人的范例。

我们从弘纯先生和奈津女士的例子开始介绍具体的花费吧。

弘纯先生罹患认知症之初与妻子过着二人世界的生活，但中途妻子也患上认知症并入住疗养所，弘纯先生便开始独自在家生活，事情的经过如前所述。

2008年7月，弘纯先生开始在家医疗时是"需要护理2等级"，每月所需费用是1.948万日元。夫妻二人生活时巧妙地组合使用了双人份的长期护理保险服务，没有超出可利用限额。

从2010年3月开始独居生活到2012年4月逝世的2年零2个月期间（共26个月），包含上门药剂服务在内的长期护理保险的一成[1]自费负担费用约为58万日元。开始独居生活后上门看护服务的利用次数增多，便产生了超出限度范围的自费费用。2011年10月，病情发展到"需要护理3等级"后，护理费用超出了保险规定的每月限额2.675万日元，出现每月自费负担超出约3万日元的情况。最终，2年零2个月间的自费费用约为80万日元。细说的话，在弘纯先生逝世前1个月，即身体状况恶化的3月，自费费用约为5万日元，因弘纯先生于4月中旬离开人世，所以4月的费用在长期护理保险范围内解决了。

此外，2年零2个月期间的医疗保险的一成负担费用约为19万日元。最终，在2年零2个月的居家疗养生活中，长期护理保险与医疗保险相应的负担费用与自费费用共计约为157万日元，换算到每月，约为6万日元。

奈津女士2002年为"需要护理1等级"，2005年5月为"需要护理2等级"并开始在家医疗，作为上门看护的使用费，她支付了"需要护理2等级"的一成负担费用和每月超出的1万左右日元。不久因无法自行服药便增加了上门看护的利用次数，2007年其自费费用变为每月1.5万日元左右。虽然奈津女士2009年4月成为"需要护理3等级"，同年10月成为"需要护理4等级"，但自费费用基本维持在每月1.5万日元左右的程度。

由于2012年2月奈津女士在室内摔倒次数增多，加之出现深夜不停走动的情况，我们与表示"不想给他人添麻烦"的侄子商谈后，开始为奈津女士进行夜间镇静。夜间上门看护次数

---

[1] 日本政府规定，75岁以上的老年人须自费承担一成的医疗费。

的减少使自费费用再次回归到1万日元左右。

3月14日，由于奈津女士卧床不起且血压开始降低，我便召集包含她侄子在内的相关人员，召开了有关临终护理的协商会。"依患者本人所愿，让她在家安稳逝去吧。"我这样说完后，其侄子表示："我们自己没办法进行护理和看护，在这最后的阶段，希望委托家政阿姨完成护理工作。"由此便决定请家政阿姨。在与看护管理员商谈后，我们决定在找到家政阿姨前的3天时间里，护工不分昼夜每隔3小时即一天上门8次进行护理。

奈津女士于17日清晨去世，所以3月份的自费费用约为5万日元。最终，家政阿姨并未加入护理团队。包含死亡确认书的费用1万日元在内，7年时间中奈津女士的自费费用总额大约为110万日元。

这7年间从"需要护理2等级"到最终的"需要护理4等级"，奈津女士用于支付长期护理保险限度范围内服务的金额约为199万日元。医疗保险费用每月最多8000日元，7年间约为66万日元。因此，奈津女士独居生活7年间（83个月）在家疗养的费用总额约为375万日元，换算到每月，约为4.5万日元。

对于弘纯先生和奈津女士等进行长期在家医疗的认知症人群，包含医疗保险和看护保险各自的相应费用以及家政阿姨和自费护工的费用在内，每月费用总额可控制在6万日元以内。

下面请看一下曾是肺癌晚期患者的美千代女士（请参考A6）的事例。美千代女士仅在无法起身后，在找到家政阿姨前的4天内导入了留置导尿管，接受了夜间镇静，随后在逝世前的3天时间里雇用了家政阿姨，自费负担了4.5万日元。这就是PPK事例。

罹患认知症的多茂津先生（90岁）因胃癌导致吐血而住院，

在2012年11月26日回到了家中开始卧床。起初，他的女儿请了
家政阿姨，因夜间镇静的使用感到十分安心，3天后便辞退了家
政阿姨。多茂津先生于12月13日安稳辞世，其自费费用为4.5
万日元。

下面我介绍一下不使用留置导尿术和夜间镇静，将夜间的
身体护理委托给家政阿姨的例子吧。以下两例皆为癌症患者。

首先是罹患认知症时并发癌症的良子女士，她仅在最后的
19天时间里将全天看护委托给家政阿姨，所以其自费费用约为
30万日元。

罹患胆囊癌的淑子女士（请参考A45）在发高烧后忽然无
法行走，但她并未选择夜间镇静。虽然她想请家政阿姨来护理，
但因没能立马找到，前3天便请有偿志愿者夜宿看护，逝世前的
12天护理委托给了家政阿姨。淑子女士的自费费用好像是20万
日元左右。

独居生活的癌症患者有13人，但除此4人外无人产生自费
费用。我认为这是由于在独居生活下因癌症去世的人大多会经
历病情突变的过程，因此大多无须家政阿姨的帮助。所以，尽
管在去世前不久委托了家政阿姨，自费费用也大多控制在30万
日元左右。仅限于癌症患者来说，没必要那么担心费用的负担。
这是我的真实感受。

因患有认知症，疗养期较长，也有费用超过100万日元的。
患者不选择留置导尿术和夜间镇静而将夜间的身体护理委托给
家政阿姨，这将进一步产生相应的费用。分开居住的家属不情
愿承担费用，不选择留置导尿术和夜间镇静，进而导致费用增
加，这种情况大多是家人不尊重患者的意愿只按自己的选择行
事。为此无法实现患者所愿在家离世的话，对患者来说是最大

的不幸。

无论哪种情形，金额都不是太离谱。尤其是因脑梗死等疾病成为1级、2级、3级残疾的人，其医疗费全免，这些人因接受看护服务每月要支付的金额最多只是3.6万日元左右（在"需要护理5等级"的情况下）。非残疾人补贴对象以及癌症患者，根据收入情况有承担一成医疗保险费用和承担三成医疗保险费用两种情况。

对于独居生活持续居家疗养的人，从卧床不起到逝世的临终时段，癌症患者大多是3到10天，认知症以及其他慢性疾病患者和衰老的人大多是1个月左右。也就是说，患者在家不实施过度的延命治疗，基本都会在短期内告别人世。因此，为了看护应事先考虑的预备费用为30万日元，至多100万日元左右，准备这么些钱大概就没有问题了吧。

Q59　不同于老人之家，患者在家疗养的话无须支付居住费，因此从长远来看，在家疗养并非奢侈，不仅是为了患者本人的幸福也为了社会的利益，是这样吗？

A59　正是如此。创建老人之家要花费庞大的基础设施建设费。患者在家疗养的话，是在自己家中进行疗养并在家中告别人世，所以不使用国民的税金。

患者在自己家能够安心自在地生活，且最终大多是安详离世，因此医疗费用和看护费用也是最小限度的。如前所述，从费用负担方面来看，癌症患者也可以说是"幸运的"吧。不过，也有接受居家临终关怀姑息治疗后恢复精神活力而活得更久的患者，因此可能会产生更多的医疗费用和看护费用，但这应该算是令人高兴的"失算"吧。

想必读到这里的各位已经注意到了，持续在家疗养费用负担最大的部分是上门护理与上门看护。患有癌症和 ALS 等厚生劳动省所指定疾病的患者，上门护理服务可利用医疗保险，而这之外的人，上门护理服务的使用则适用于长期护理保险。

总之，在接受居家临终关怀姑息治疗的人中，费用负担最大的是戴着人工呼吸器（需要吸痰）且其上门护理服务不适用于医疗保险的人。例如因脑出血而使用人工呼吸器的患者，以及肺气肿并发肺炎等要戴着人工呼吸器接受治疗的患者，还有虽治好了肺炎但由于肺损伤的加重而无法摘除人工呼吸器的患者。

癌症病情易突变，对患者短时期内的各种医疗护理是必要的。患者无法进食时护士通过点滴进行营养补充，患者出现癌痛时使用吗啡进行镇痛，药效和有无副作用之类的评价要交由护士判断也是护理的一部分内容。容易被忘记的是对患者和家属的心灵关怀。对于独居生活者，有必要考虑分开居住的家属能安心从远方进行援助的方法。

我想或许是由于 ALS 所需的医疗护理比其他疾病要多，所以它成了厚生劳动省用来说明相关制度的范例。

尽管为 ALS 或癌症等患者吸痰时所需的护理多少会增加一些，但由于上门护理涵盖在医疗保险范围内，所以患者自己负担的费用也不会变得特别大。最低生活保障对象无须自行负担费用。这样想来，日本也并非媒体所议论的那般缺乏社会保障制度，放眼全世界，也许可以说日本是一个社会保障制度较为健全的国家。

Q60　虽然您说短时间的巡回看护及护理已足够，但1次吸痰只有不到20分钟的时间，够吗？

A60　只是咻的一下结束吸痰，20分钟足够了，但当不顺利遇到棘手的状况时，但凡出现任何一点异状都要联系医生或护士请求指导，如此20分钟是不够的。再加上纸尿裤替换等多出的护理事项，也许会变为30分钟或者60分钟。次数不同，也会有超出长期护理保险服务限额的情况，超出的所有费用将由患者自行负担。

Q61　今后，为了使护工也能够进行吸痰和更换点滴等简单的医疗行为，有必要放宽制度限制。护理行业和看护行业会不会成为它的"抵抗势力"呢？我在丹麦与上门看护人员一同前往患者居所，当看到那里的护工进行点滴的检查和吸痰的样子时，我痛感如果在日本也能做到这一点就好了。可是为什么做不到呢？

A61　家属能进行的医疗护理也允许护工做，这是一点点向前发展的趋势。如前所述，从2012年春开始，经过学习培训后的护工也被准许进行"吸痰""胃造瘘的管理"（请参考A28、A41）等作业。

我老早就想过，只有当护工也被准许从事家属所能够进行的医疗护理时，患者在家护理的现状才能发生改变。因为迄今为止的"家属被准许的医疗护理"，只要是在主治医生的指示和责任下进行，风险都很小。

比如，并非请求同住家属"请将输液针头扎入"，而是"请将（正在末梢血管进行点滴的）输液瓶 A 与输液瓶 B 进行一下更换"或是"输液水没了的话，请快速拔除针头"这类请求。如果能够将这些拜托给平时照料患者日常生活的护工，将给独自在家生活的人带来多大的福音啊！

医疗护理因类似的理由只允许特定资格认证持有者从事作业。比如，点滴作业最初是只有医生才被准许的行为。我清楚地记得，我从大垣市民医院辞职之后就职于名大医院，在并排摆放着的输液瓶前，当时的护士长明确地嘱咐道："关于点滴的一切都属于医疗行为，请不要向女护士进行点滴指示。因为医疗行为并非女护士的工作。"

然而如今是怎样的呢？事实上，在很多医疗机构中，女护士在医生的指示下进行了点滴作业。

正是这一现实，使情况发生了改变，即从"女护士/男护士禁止进行点滴作业到'护士'可以进行点滴作业"。与此如出一辙，如今也出现了准许护工进行一部分医疗护理作业的趋势。

长期护理保险制度施行之时，护工进行点滴的检查是理所当然的，也有进行吸痰和胃造瘘护理的集体康复之家。作业获得家属的同意是自然的，由于护工事先接受了主治医生和护士的指导，所以尚未听说过发生什么纠纷事件。

此外，在患者居家的情况下，护工受患者（或家属）的请求，不得已帮助进行医疗护理的例子也不少。正因为这样，现实的护理工作才得以勉强运转下来。

护理行业渐渐接受护工也被准许从事"家属所能进行的医疗护理"工作，考虑护士作为"特别护士"进入新领域，这个时期是否到来了呢？今后，护士应朝新的典型身份方向发展，即在医生的事前指示或总体指示范围内进行医疗行为的特别护士，或是作为多职业联动协作关键人物的善终管理师。

可以预测，随着今后超老龄化社会的进一步发展，希望"在住惯了的家中生活到最后，并于家中安稳逝去"的人数将越来越多。当然，医疗护理的需求也会增多，专家们已没有围绕认证资格的限定范围而犹豫不决的时间了。

Q62　看护工作范围的扩大，技术和能力的提高，以及工作待遇的提升，三者不相匹配的话，看护工作者是不会增加的吧？这方面该如何做好呢？

A62　正是如此。由于要拜托看护工作者做一部分至今为止是护士所从事的医疗领域的工作，所以看护工作者有必要重新学习知识和技术，其责任也将变重，与上门护士的合作也是不可欠缺的。因此，必须伴有工作待遇和地位的上升。

如果患者需要在质量和数量上比普通水平更好的医疗护理，政府可以向看护企业提供额外的报酬补贴，比如重度残疾人士援助补贴、2012年新设的吸痰等体制援助补贴，对照顾重度残障人士的看护人员给予更加优厚的待遇。我希望在这种情况下看护人员的报酬能够提高2~3成。

此外，关于看护人员从事吸痰等作业的实地培训，由于居家医疗的个体性强，所以直接参与患者护理的上门护士应该成为指导者，对看护人员进行现场指导。熟知患者的护士的指导可防患于未然，避免事故的发生，这也是患者及其家属期望的吧。

远程状况下也能接受居家医疗吗？

——运用ICT设备的居家姑息治疗

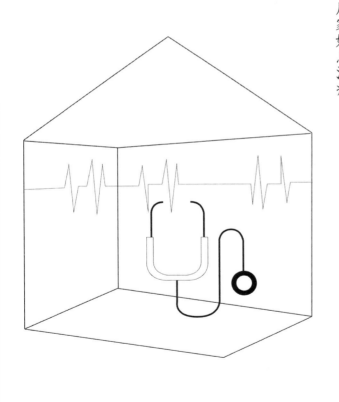

上野千鹤子：

◎ 我听闻ICT如今正被用作居家临终护理所需的看护、护理、医疗之间的多职业合作信息共享工具。

◎ 以前医生用语音电话进行交流，现在用视频电话，可以看着患者的脸色和状态来进行诊断。而且，相关人员能够瞬时共享访问记录。

小笠原文雄：

◎ ICT远程诊疗也存在比直接上门信赖感降低的问题，所以通过上门护士在现场进行认真评估和加深交流来巩固信赖关系是十分必要的。

◎ 如果医生、护士、患者及家属之间沟通顺畅的话，ICT远程诊疗将进一步提高其有效性。

我跟随几位医生出诊后，有所感触。比起在患者家中度过的时间，路上耗时真久啊！这样的效率太低了。同样的时间若用在诊室为患者看诊的话，可以为多少患者看病啊。虽然医生到患者家中出诊对无法动身的患者来说是福音，但这岂不是浪费医疗资源！我虽不是厚生劳动省的官员，却也忍不住想这样说。我曾问过几位医生这样的问题："您会接受路上最长耗时多久的患者委托呢？"目前得到的回答是20至30分钟，超出这一时间，要么十分遗憾地拒绝，要么给患者介绍近处其他医疗机构。哪怕是30分钟，往返也要1个小时了，这当中还有自己握着方向盘前往的医生，真是太辛苦了。

　　即便是再远的距离，使用ICT设备不就可以了吗？我听闻ICT如今正被用作居家临终护理所需的看护、护理、医疗之间的多职业合作信息共享工具。不久前还被称为IT的信息技术最近被称作ICT了。ICT是英文Information and Communication Technology（信息与通信技术）的缩略语，Communication的加入是特别之处，因为Communication是双方向的。以前医生用语音电话进行交流，现在用视频电话，可以看着患者的脸色和状态来进行诊断。而且，相关人员能够瞬时共享访问记录。鹿儿岛的中野一司先生是地方医疗的先驱之一，他会利用前往患者住处的路途时间用PC进行写作（近期他出版了《居家医疗引发日本从治疗到看护的模式的转变》，中野医疗机构法人会刊）。最近他与使用iPhone和iPad进行写作的年轻医生远矢纯一郎合著出版了《智能手机、触屏所带来的新IT医疗革命》一书（ASCII新书出版）。ICT已是被广泛使用的诊疗手段了。

我听闻小笠原医生您也在灵活使用ICT设备用于诊疗，还请您告诉我们这一工具的使用方式。

Q63　虽然居家医疗对患者来说是福音，但在随同医生采访后，我深切地感受到医生的通勤成本不容小觑。无论多么强烈的使命感，总归是有界限的吧。如果有关于出诊时间在多少分钟以内会接受、多少分钟以外会拒绝的基准的话，还请您告诉我们。

A63　当开业医生时，我拒绝前往出诊距离为1公里以外的患者住处。当时，在家迎来幸福临终的各位患者生前告诉我说"在家便能安稳地告别人世"。由此我确信，比起在医院，在家更能使患者活得像自己。

确信这一点后，我出诊的范围便3公里、5公里地扩展开来，时间上来说，单程在15~20分钟左右吧。我认为对于山村地区15公里左右也是没问题的，这是因为山村地区的患者和家属总有种开朗淳朴的气质，会非常高兴地欢迎我上门服务，所以我会想就算花费30分钟左右的时间也去一下吧。不过，一般而言，按时间的话最多20分钟左右，按距离的话最多5公里左右，更远的距离就需要额外的理由了。

但是，在患者独居且出诊难度极高的情形下，我有时也会为进行教育性居家姑息治疗前往患者远方的居所。距离最远的例子是在高速路上行驶45公里，往返时间在2小时以上。顺便提一下，正常情况下，我在患者家中的停留时间是5~30分钟左右，但因为是难得去一次的远方，所以有时我也会停留1个小时以上。

教育性居家姑息治疗是指患者居所附近的医生、上门护士与我们医院的医生、上门护士在善终管理师的地域综合照护体系中协作解决难度极高的在家临终护理案例，同时也是支撑一位患者在家临终护理的教育实践。

让患者附近的医生学习独居者的看护、吗啡的持续皮下注射以及护理的方法，让附近的上门护士进行看护管理等，通过"干得好"的成功经验的积累使他们一点点掌握技术和方法。这也是带给指导方新发现和新认识的好方法。

从结果来看，受过指导的医生从事居家医疗的比例从60%左右上升到了80%左右；同时有过实践的医生会对别的医生进行教育性居家姑息治疗指导。这种势头正在不断上升。

从2011年3月开始，使用视频电话进行远程诊疗的对策被批准了，但还不能申请保险。因此，在现实中我们会委托患者居所附近的合作医生上门诊疗。而且，ICT远程诊疗也存在比直接上门信赖感降低的问题，所以通过上门护士在现场进行认真评估和加深交流来巩固信赖关系是十分必要的。如果医生、护士、患者及家属之间沟通顺畅的话，ICT远程诊疗将进一步提高其有效性。尽管主治医生的上门拜访次数是每月1次，患者的居家医疗也能顺利推进下去。

总之，我期待使用ICT的远程诊疗方法能早一日获得诊疗报酬。如果可以获得诊疗报酬的话，医疗人员接受出诊业务的时间能从单程20分钟延长到40分钟，距离也能从5公里延长到15公里吧，甚至更远的距离和离岛等也成为可能。

专栏   **癌症患者居家临终护理的难度分类与癌症患者的在家临终率**

在对癌症患者进行居家医疗时，由于诊所离患者的住处远、看护人力不足、同住家人对居家医疗持消极态度等原因，会出现患者居家临终护理变得困难的情形。根据目前的经验，我将居家临终护理进行了从 I 到 V 的难度分类。随着难度和医生、护士技能的不同，在家临终率也会有相应变化。在经常就诊的医生进行居家临终护理或者由居家疗养援助诊所进行24小时应对的情况下，癌症患者在家临终率大约上升10%。

癌症患者居家临终护理的难度分类

难度	评价项目		共计
I	患者与家人都希望居家医疗。	各0分	0分
II	患者或家人一方反对。老老看护。 白天独居。未告知。拒绝止痛药。 在医院和家中患者很痛苦。 约10公里的远方。	各1分	1~2分
III	患者或家人一方坚决反对。 双认知症患者看护。独居。 对吗啡等止痛药有心灵创伤。 在医院姑息治疗病房患者很痛苦。 约15公里的远方。	各3分	3~4分
IV	患者和家人都反对。 独居的认知症患者。 约20公里的远方。	各5分	5~7分
V	患者和家人都坚决反对。 约30公里的远方。	各8分	8分以上

依据小笠原内科积累的家庭诊疗经验，从患者所面临的条件对其能否在家进行临终护理做出难度区分。如果有符合的项目，就给出项目分数，之后将分数相加，最后按照合计分数判定难度。

癌症患者的在家临终率（推算）

医生 ＼ 护士	居家医疗姑息治疗 }不熟练	一方经验丰富	两方经验丰富	善终管理师参与
居家医疗姑息治疗 }不熟练	Ⅰ 30%	Ⅰ 35%	Ⅰ 45% Ⅱ 20%	Ⅰ 50% Ⅱ 25%
一方经验丰富 两方都有经验	Ⅰ 40%	Ⅰ 50% Ⅱ 30%	Ⅰ 55% Ⅱ 35%	Ⅰ 60% Ⅱ 40%
两方经验丰富	Ⅰ 50% Ⅱ 30%	Ⅰ 60% Ⅱ 40% Ⅲ 20%	Ⅰ 70% Ⅱ 50% Ⅲ 30%	Ⅰ 75% Ⅱ 60% Ⅲ 40%
专业癌症居家临终关怀姑息治疗	Ⅰ 60% Ⅱ 40% Ⅲ 20%	Ⅰ 70% Ⅱ 50% Ⅲ 30%	Ⅰ 80% Ⅱ 70% Ⅲ 50% Ⅳ 20%	Ⅰ 90% Ⅱ 80% Ⅲ 70% Ⅳ 40% Ⅴ 20%

　　※ 该表格以在医院有8年以上临床经验的医生和5年以上临床经验的护士为中心制作而成。

　　※ 经常出诊的医生进行居家临终护理或者由居家疗养援助诊所进行应对，在家临终率大约上升10%。

　　※ 从小笠原内科大略之实绩算出，除此之外则为推算。

　　※ 专业癌症居家临终关怀姑息治疗由精通居家医疗、姑息治疗、临终关怀（临终与生命关怀的哲学）三方面的人物实施。

　　（数据皆出自小笠原文雄《日本居家医疗学会杂志》，第12卷第1期，2010年8月。）

Q64　在大城市的中心地区，患者居住地与诊所距离虽近但存在堵车和停车位紧张等问题；可反过来，人口稀少地区又存在远距离通勤成本增加的问题。如果有即使患者身在远方也能安心与医疗机构取得联系的方法就好了。

A64　正因如此，才让人更加期待运用带有视频通话功能的手机等设备进行远程诊疗。

具体来说，须具备一种患者与医疗人员双方都能操作的带有视频通话功能的手机的环境。双方的手机界面可以呈现对方的脸，彼此能安心对话。因此，不管患者是在山村地区、离岛还是其他什么地方，极端点，就算医生在国外也能进行远程诊疗。

事实上，上门护士会检查患者的体温、脉搏和血压等体征情况。不管医生身处何地，在确认了这些数据的同时，通过手机的视频画面观察患者的模样并进行交流，是能够掌握患者大致的状况的，并且能够根据判断做出改变点滴药物内容、增加吗啡用量等指示。然而在现行法规下，面对面的诊疗是基本要求，所以医生必须亲自上门。为此，在远程诊疗情况下，医生要与患者所在地区的医生取得合作，请其上门给予诊疗协助。这样一来，对后者来说是一个学习居家临终关怀姑息治疗的实践机会。

我认为在远程诊疗的情况下，当医生和上门护士相互联动协作时，患者的满意度能够达到上门面对面诊疗效果的八成。我现在作为远程诊疗调查研究组的团队成员，正在从事远程诊疗研究。该研究由厚生劳动省提供科研经费和补助。为远方遭受地震灾害的人们看病是否也能使用该系统呢？我希望远程诊疗今后一定要普及开来。使用ICT的《远程诊疗实践指南》教科书预计于2013年2月出版^①，我负责该书的总论（可以接受居家医疗的主要疾患）与分论（临终期医疗），撰写了ICT设备的使用方法和有效性。我希望在2014年诊疗报酬的修订中也能有远程诊疗的一席之地，这样一来远程诊疗便能扩展到全日本。

Q65　请您告知，能够使居住在山村地区、离岛等偏僻地区或者处于因各种情况而难以接受医生诊疗的人们继续居家医疗的办法。

A65　我们医院已经开始致力于运用带有视频通话功能的手机进行远程护理。下面我介绍一下麻由美女士的例子吧。因她住在距我们医院约20公里远的地区，我们便与她运用远程系统建立了居家医疗、护理与看护的网上协作关系，基本上无须上门出诊。

35岁的麻由美女士有两个小学低年级的孩子，她处于胃癌晚期，癌细胞也已转移到肺部与卵巢，同时患有恶性胸腔积液和腹膜炎。

2012年5月我初次出诊时，她向我倾诉了一番。她因为无法为孩子们做任何事，净给丈夫添麻烦，很是难受，觉得活着也没有任何意义，就算服用抗抑郁药内心也无法放晴，一味地重复着"想死、想死"的话语。

在倾听了她30分钟左右的诉说后，我说出了下面这番话："就算是死，这样死去也很没意思的吧？现在多少还能走动，不久后你可能会无法行走，而你是两个孩子的母亲这一点不会改

---

① 该书由日本篠原出版新社于2013年3月正式出版发行。

变。今后，尽管会卧床不起，但在继续如此不便的生活的同时，你身为母亲能做的事情还有很多很多。而且，进行居家临终关怀姑息治疗，也有人出乎意料的长寿。麻由美女士你或许在过了盂兰盆节①后还能精神地活着呢。"麻由美女士在沉思，但看得出她的表情缓和了一些。

两个月后的某一天，当地的上门护士打电话给我说："麻由美女士高烧39摄氏度。""她现在很痛苦，医生，该怎么办呢？"上门护士接着这样问道。随后，我请麻由美女士本人接听电话，倾听她的诉求。面对不安的麻由美女士，我说了一番常说的话："若是要死了，发烧是不会发生的。烧退后你会再恢复精神的，所以放下心来吧。插入栓剂（退烧药），烧会退下来的。不要惊慌，无须骚动，不会有问题的。"并向她表达"门诊工作一结束，我就前往出诊"的意思。

"不，您不用到这么远的地方来。小笠原内科的理念是'治愈他人时，自我也必须得以治愈'，医生您这样说过吧。门诊工作过后疲惫不堪的您再特意来这么远的地方，若您为此劳累的话，我会过意不去的。所以，请不要为我出诊。"电话另一端的麻由美女士以坚定的语调这样说道。

对此甚是吃惊的我反复问道："不去没关系吗？""没问题的，医生。通过手机画面也能看到医生您的脸，之后护士会给我打点滴，没问题。"她如此明确回答。

从那时开始，她不再将"想死"挂在嘴边。之前朋友过来看望她也不出面相见，但以这次事件为转机，麻由美女士又如健康时一样与朋友出去喝茶，还去看了孩子们的足球比赛。

---

① 在佛教里七月十五这一天被称为"盂兰盆节"，这一天是超度亡魂供佛斋僧的节日。

进入11月，在身体基本上无法动弹后，她还和孩子们一起去泡了温泉。一周后，当夹在两个孩子中间睡觉时，麻由美女士悄然离开了人世。

在该事例中，我们采取了如下应对方式：我和小笠原内科的善终管理师每月1次，副院长每月1次，距麻由美女士家约5公里远的年轻开业医生作为合作者每月2次，进行上门诊疗。小笠原上门护理站的上门护士与距麻由美女士5公里左右的护理站相互联动协作，在那次高烧事件后进行每日上门护理。

所有的信息汇总到善终管理师那里，在地域综合照护体系中我们开展了教育性居家姑息治疗。这个事例证明了运用带有视频通话功能的手机进行远程诊疗对居家医疗非常有用。我把这个例子写进了面向医生的教科书——《远程诊疗实践指南》。

我再介绍另外一个例子。72岁的花奈女士住在距我们医院15公里远的地方，她作为教育性居家姑息治疗对象参与我们的远程诊疗。我在距花奈女士家250米远的地方停下车，随后徒步走在山路上，最终抵达花奈女士家——孤立在山中的独栋房屋。

2012年1月，花奈女士的妹妹为住院的姐姐来我们医院进行咨询。这是我为花奈女士上门出诊的契机。

"我姐姐子宫内有肿瘤，每天要排出600毫升左右肺部两边的积液，脸部浮肿，尽管1分钟吸入5升氧气，但连动一下都很痛苦，这种状态一直持续着。因为家中只有一个失明的儿子，所以尽管姐姐说想出院回家也没有被允许。并且医生告知，她还剩下1个月的生命，若出院的话可能只有5天。我们该怎么办好呢？"这是花奈女士的妹妹咨询的内容。"如果出院的话就要采取万全的准备，请与医院的医生协商吧。依从患者本人愿望是最为重要的。"我这样告诉她妹妹。

2月，为了召开出院前的共同协商会，我与距花奈女士家8公里远的开业医生合作者、10公里远的上门护理机构的工作人员、看护管理员、我们医院的副院长、小笠原上门护理机构的工作人员以及善终管理师一起到花奈女士入住的医院。那里还聚集了她入住医院的主治医生、病房护士、护士长、出院协调的医疗社会福利工作者以及花奈女士的妹妹。我说了一些经常说的话："回家是患者本人所期望的，在家中告别人生正是她的夙愿吧。"翌日，花奈女士便出了院。

出院后，我们将2000毫升的高营养输液减至500毫升，在采取了一些消除痛苦的治疗和护理后，花奈女士一点点地恢复了精神。3月，她能够到院子中去。4月，尽管还存在胸腔积液，她竟能使用手推车做起园艺了。我前往出诊时，她还为我表演了火男舞。

8月，在"于居家姑息治疗中开朗地活下去"的主题演讲会上，我介绍了花奈女士的事例。刚介绍完，她立刻为我帮腔道："我就是那个患者！"我从内心感到吃惊。我身旁的厚生劳动省官员也感激地说道："我来岐阜最高兴的事情就是见到了花奈女士。"

4月，花奈女士的肿瘤指标物CA125水平为2040单位每毫升，11月下降到了21单位每毫升。最初我上门诊疗是每月1次，4月开始变为每2个月1次。此外，每月出诊1次的合作医生和美容志愿者等由多种职业人员参与组成的善终管理师地域综合照护体系，共同援助着花奈女士的健康和生活。12月，花奈女士会乘车到稍近一点距自己家8公里远的合作医生的诊所去问诊。

像这样，通过使用ICT设备进行远程诊疗，同时与两家诊所及两个上门护理机构进行合作联动，在协调下进行教育性居家姑息治疗，便可以自如地援助像花奈女士这样距离很远的患者了。ICT设备是尽管医护人员身处远方也能够与需要护理的对象共享信息，尽管不直接进行诊察也能够掌握患者情况的便利工具。

我认为，以提高家庭医生、上门护士和看护相关人员的技能为目的的教育性居家姑息治疗是今后日本新居家医疗的重要试行方向。

被送别方与送别方
应该做哪些思想准备？

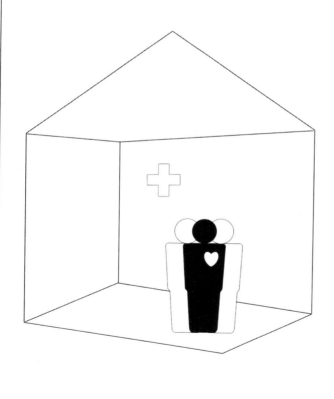

上野千鹤子：

◎归根结底，死亡方式就是生活方式。

◎小笠原医生您素日是怎样面对患者的呢？又是如何应对时日不多之人的呢？

◎对时日不多之人而言，若需做必要的思想及其他方面的准备，请告诉我们。

◎请告诉我们当独居者在家告别人生时，作为送别方应做好的思想准备吧。

小笠原文雄：

◎到目前为止，我临终看护的居家患者们教会了我这一点。大家最后离开人世时都显现出如佛祖般安详的神情或笑脸。

◎我认为这是因为对大多数人来说，住惯了的家是"自由的治愈空间"。

◎如果非要回答上野女士您所提出的"必要的思想准备"，我认为就等于去思考"为了使自己度过所希望、会满足、能认同的剩余时光，自己如何做才好"这一问题。

◎健康之人是优先考虑自己的人生观、生死观和价值观，还是应该实现时日不多者最后的愿望呢？

归根结底，死亡方式就是生活方式。

　　离世者非他而独我。离世之"我"是否有此觉悟呢？独自在家告别人生未必适合所有人，我认为存在合不合适的问题。那么在小笠原医生您看来，什么样的人适合在家告别人生呢？此外，我认为因人而异，或许为有些患者推荐医院或疗养所会是更好的选择，这大多发生在怎样的情况下呢？在医生您的临床治疗经历中，如果有这样的案例，请您告诉我们。

　　一个人如何逞强都只能是在身体健康时。我听闻当身体衰弱、内心脆弱时，人们会希望有人陪在身边，果真如此吗？一个人快要被孤独与不安压垮时，又该如何是好呢？

　　小笠原医生您素日是怎样面对患者的呢？又是如何应对时日不多之人的呢？最后，请您告诉我们这一点。

Q66 听了先生诸多讲解,我了解到只要有在家告别人生的相应援助体系,即便是独居者也能在家安心离世。之后仅剩下要死去的"我"是否有此觉悟。对时日不多之人而言,若需做必要的思想及其他方面的准备,请告诉我们。

A66 您说仅剩下是否有独自死去的觉悟,果真如此吗?我认为拥有这种觉悟的仅仅是高僧、修行僧或哲学家等有限的一小部分人。宗教学家山折哲雄曾写道,西行法师①应是断食而死。事实上,也有以为临终之前进行断食就没有痛苦而模仿西行法师挑战断食的人。

不过,就算不做这般努力,人也一定会死去的。如果患者能够认同居家临终关怀姑息治疗的哲学,在实际中接受护理,痛苦会被控制在最小限度,患者是能够愉快地"独自告别人生"的。所以,我想凡人就无须这般艰苦修行了吧。

到目前为止,我临终看护的居家患者们教会了我这一点。大家最后离开人世时都显现出如佛祖般安详的神情或笑脸。我认为这是因为对大多数人来说,住惯了的家是"自由的治愈空间"。行至晚年,几近失明的某位患者曾说:"我去到不熟悉的场所,会由于不了解周围而感到不安,但在自己的家还是可以勉强独自生活的。"就这样,他一直独自生活到了最后。

如果非要回答上野女士您所提出的"必要的思想准备",我认为就等于去思考"为了使自己度过所希望、会满足、能认同的剩余时光,自己如何做才好"这一问题。"我想在家生活到最后,但如果我必须去医院,我会说'要住院',所以到时就拜托了。"患者有家属的话,不管是同住还是分开居住,事先将这

---

① 西行法师(1118—1190),俗名佐藤义清,平安时代末期到镰仓时代初期的歌人。

样的意思化作语言好好传达给家人。请相信我，心领神会之类的情形是不值得期待的。"离世之前想见面的话我会打电话给你们，希望你们到时过来。不叫你们的话就没必要到场。好好过你们自己的人生啊！"死后就说不了话了，所以不要错过机会，及时留下遗言也是必要的，尤其是与家属分开居住的人，对为自己担心的家人如上诉说一番是比较好的。如果患者事先这样传达，当离世后，遗属能够坚定地说："能够达成患者本人愿望便好。独自告别人生是患者本人的选择，我们也无可奈何，也没有什么可后悔的。"

专栏　"独自在家告别人生者的思想准备"

①虽无法决定出生之地，但自己可以决定故去之所。

②居所定，心便定，故能安详地走向彼岸之境。

③在活出自我的生活中迎来如愿死亡、满足死亡、认同死亡。

④死时人的全身会分泌出内啡肽物质，所以不会痛苦。

⑤向家属（亲属）传达自己的意愿并留下记录。

⑥睡觉、温暖的身体和欢笑能提升免疫力，具有延年益寿的效果，因此可以健康长寿且心情愉悦直到最后。

⑦通过握手与别人相互接触、产生关联和心意相通。

⑧轻松愉快地伸开手臂，打哈欠（在心中也是可以的）。

⑨事先寻找居家临终关怀姑息治疗的医生（护理团队）。

⑩有钱有有钱的辞世之方，没钱有没钱的离世之法。

Q67　请告诉我们当独居者在家告别人生时，作为送别方应做好的思想准备吧。

A67　健康之人与时日不多者对于独自在家告别人生的看法大多是截然不同的。健康之人是优先考虑自己的人生观、生死观和价值观，还是应该实现时日不多者最后的愿望呢？试着思考一下，便自然知晓答案了吧。

希望独自在家告别人生并最终独自离世的人，大多是"如愿死亡、满足死亡、认同死亡"。然而，患者被强制安排住院，在并非自己所愿的医院故去，很大可能成为"孤独死、战败死、狱中死亡"。虽然有点赘述，但我所说的孤独死不仅含有"在独自一个人生活的状态下逝世，不为人发现，被置之不顾"这一平常的意味，还指尽管身边有人，却在无法与其心意相通的状况下离世的意思。

医院是治疗场所，对病情已到了无计可施，但未明确告知病情而不得不继续对其撒谎的患者，医疗人员也不太想接近他们，所以无论如何他们都是很容易被孤立的。这是我认为"（真正的）孤独死发生于医院"的缘由。

"战败死"是指尽管患者在医院接受了手术治疗、放疗和化疗来抵抗疾病，但最终弹尽粮绝、无计可施地离开人世的死亡方式。"狱中死亡"表达的是一种医院虽最能守护生命安全，令人放心，但在医院这种没有自由，某种意义上如同监狱般的地方，无法享受自己喜欢的生活，无法继续自己的爱好的情况下逝去的死亡方式。

虽都是略显粗野的词汇表达，但我认为对于瓦解现在的医院信仰，促进模式转变，使用这些令人震惊的词汇也是有必要的。

"听从即将离世之人的愿望，尽力使其得以实现，为此请下定决心。"作为送别方的思想准备，我对家属所要传达的仅此而已。

专栏　"当独居者在家告别人生时送别方的思想准备"

①好好理解"独自在家告别人生者的思想准备"（请参考A66）。

②把实现即将离世之人的愿望放在首位。

③要明白默默地守候也是一种爱。

④要知道时日不多者不希望家人为了自己做出牺牲。

⑤不要惊慌，不要骚动，不要害怕，要懂得下定决心是关键。

⑥医疗、看护，任何事都过犹不及。

⑦治愈他人时，自我也必须得到治愈。

寻找居家临终关怀姑息治疗医疗的提供者

医疗机构名称	医疗法人圣德会小笠原内科		更新日期	2013/1/7
种类	诊所（无病床）	居家疗养援助诊所 ○	日本居家临终关怀协会	会员
家庭责任医生	定期出勤 2 名		不定期出勤 1 名	
	小笠原文雄、臼井曜子		田实武弥	
地址	〒500-8455 岐阜县岐阜市加纳村松町5-12			
TEL	058-273-5250		FAX	058-273-6063
E-mail	b.ogasaw@orion.ocn.ne.jp			
URL	https://ogasawaraclinic.or.jp			
最优交通路线	从岐阜车站步行10~15分钟、换乘岐阜公交，在加纳高中前的公交站下车、步行5分钟			
对象地区	岐阜县岐阜市羽岛郡笠松町·岐南町岐阜市近郊需要咨询			
2012年应对患者数	癌症晚期居家患者 45 名 / 在家临终数 29 名			
	非癌症居家患者数 163 名 / 在家临终数 29 名			
上门看护	附设的上门护理站			
与其他机构上门护理站的合作				
附设设施·说明	居家看护援助事业单位（看护管理）			
门诊咨询·其他附注	有。预约制，请事先电话预约			
地图	http://www.geocities.jp/ogasawaranaika/otoiawase.html			

虽65页也有相关信息，但患者在寻找居家临终关怀姑息治疗医疗机构时，关注什么比较好呢？为提供参考，下文为从日本居家临终关怀协会的数据库中转载的小笠原内科的信息。

1.可接受患者的条件

患者与家属皆希望进行居家护理，且家属能够从事看护的情况。	○
患者与家属皆希望进行居家护理，但家属无法从事看护的情况。	○
患者希望进行居家护理，但家属不希望的情况。	○
患者不希望进行居家护理，但家属希望的情况。	○
患者与家属不希望进行居家护理，但在入住医院姑息治疗病房期间提出希望在家生活的情况。	○
患者独自生活的情况。	○
患者在医院痛苦而烦恼的情况。	○
患者在医院姑息治疗病房痛苦而烦恼的情况。	○
患者没有正确了解病名或病情的情况。	○
40岁以下成人患者的情况。	○
儿童患者的情况。	需要咨询
远方（时间上、距离上）患者的情况。	需要咨询
其他说明。	

2.以此方针进行家庭护理

按照规定的方针（标准或指南）进行护理。	○
以书面形式向患者和家属说明居家医疗和护理方针。	○
以口头形式向患者和家属说明居家医疗和护理方针。	○
其他说明。	

3.居家护理的具体内容

（1）医生的上门诊疗

定期上门诊疗以及必要时24小时随时出诊。	○
定期上门诊疗以及必要时尽量出诊。	
仅进行定期上门诊疗。	
仅必要时刻出诊。	
可以24小时取得电话联系。	○
其他说明。	

（2）上门护士的上门护理（也包含合作上门护理站的上门护理）

定期上门护理以及必要时24小时随时上门护理。	○
定期上门护理以及必要时尽量上门护理。	
仅进行定期的上门护理。	
仅必要时刻上门护理。	
可以24小时取得电话联系。	○
其他说明。	

（3）医生和护士之外的上门诊疗及服务

如果有必要，委托牙医上门诊察。	○
如果有必要，委托药剂师指导用药。	○
如果有必要，委托上门康复训练。	○
如果有必要，委托注册营养师进行上门服务。	○
如果有必要，委托看护管理员进行上门护理。	○
如果有必要，委托护工进行上门看护。	○
如果有必要，委托志愿者进行上门服务。	○
如果有必要，委托心灵关怀的负责人进行上门服务。	○
其他说明。	

（4）在居家护理中进行的医疗项目

① 疼痛的缓解

不仅缓解身体的疼痛，也关怀心灵的痛苦。	○
按照规定的方式（例如WHO方式）进行疼痛缓解。	○
使用口服吗啡或氧可酮进行疼痛缓解。	○
使用芬太尼贴剂进行疼痛缓解。	○
使用吗啡栓剂进行疼痛缓解。	○
持续皮下注射吗啡也可以缓解疼痛。	○
持续硬膜外注入吗啡也可以缓解疼痛。	○
其他说明。	

② 居家氧疗法

可以使用氧气发生器（从空气中分离出氮，将氧浓缩后进行供应的设备）。	○
可以使用液态氧（将氧液态化）。	○
其他说明。	

③ 营养

可以进行鼻饲（经鼻腔插入导管提供营养和水分）。	○
可以进行胃造瘘（经由腹部向胃部插入导管提供营养和水分）管理。	○
可以从末梢血管处（胳膊、手等部位的静脉）进行点滴。	○
可以通过中心静脉导管进行高营养输液。	○

④ 检查

可以在家中进行超声波检查。	○
可以在家中进行X光照相。	X
可以在家中进行的其他检查项目。	

⑤ 其他医疗措施

可以在家中进行胸腔穿刺（抽取胸腔积液）。	○
可以在家中进行腹腔穿刺（抽取腹腔积液）。	○
可以在家中进行肾造瘘（经由腹部把导管插入肾脏进行尿液引流）管理。	○

必要时可以在家中进行输血（紧急时刻除外）。	○
其他说明。	

（5）与住院设施的合作

与特定医院进行合作。	○
根据需要介绍非特定医院。	○
有必要住院时介绍医院。	○
必要时也可以介绍作为住院选择的临终关怀所。	○
其他说明。	
"与特定医院进行合作"的附注：采用开放式病床[①]的医院。 "根据需要介绍非特定医院"的附注：依从患者意愿。	

（6）提供的其他服务（也包含同一法人范围内提供的服务）

作为家庭护理一部分对遗属进行哀伤辅导。	○
以癌症患者为对象进行的日间临终关怀[②]。	○
根据患者和家属的意向进行替代疗法（使用蜂胶、巴西蘑菇、淋巴细胞免疫等疗法）。	○
定期举办志愿者培训讲座。	○
其他说明。	

---

① 开放式病床：患者由经常就诊的医生介绍入住医院，能够让经常就诊的医生与所住医院的医生共享信息，进行合作治疗的专用病床。
② 日间临终关怀：为癌症或其他医疗依赖度高的居家疗养患者提供特定场地，患者可以前往该场所获得生活援助、精神关怀等。——译者注

4.有关医疗费用的介绍

有支付医疗保险以外费用的情况（如车费等）。	○
首次门诊咨询时的费用：3000 日元。	
其他说明。	

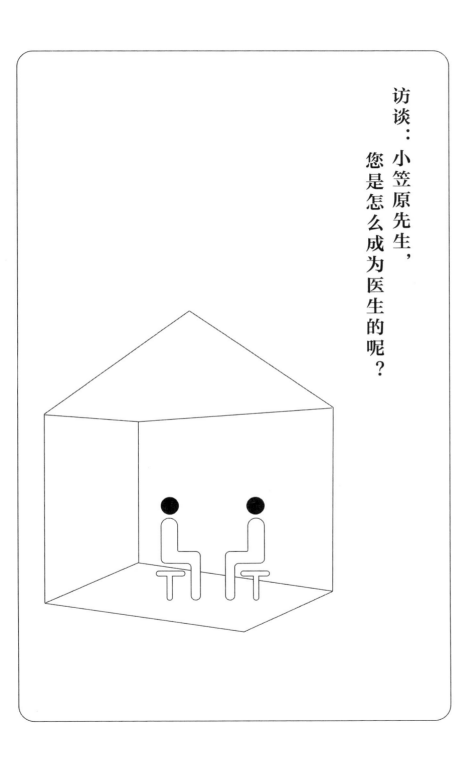

访谈：小笠原先生，您是怎么成为医生的呢？

上野千鹤子：

◎您是从那时开始以从医为志向的吗？

◎那一天是改变了小笠原先生的日子吧，也是小笠原先生成为"小笠原医生"的日子吧？

◎在家告别人生是安详的离世方式——体验到这一点后，您与患者的接触方式也改变了吧？

◎僧侣的身份对作为医生的小笠原先生有着怎样的影响呢？

小笠原文雄：

◎我以医生为志向并非那一年，而是在高中三年级之后了。

◎是的，在那之后的一年内，有两位癌症患者在给家人留下遗言后在家中安详逝去，我的志向也发生了很大的变化，转向了居家医疗。

◎改变了，我开始考虑自己应该如何做以使患者能够尽量留在自己家中。

◎比起僧侣的身份，对思考生死帮助更多的是哲学。我至今仍记得当我9岁取得僧侣资格时，被父亲教导"宗教的学习不做也行，去学哲学"，我感到震惊。

上　野　先从作为僧人之子①的您最初以从医为志向的理由开启我们的访谈吧。

小笠原　在我高中一年级时，20岁的姐姐离开了人世，我想这是一个很大的原因。

　　那一年的8月7日，姐姐突然说"腿麻，走不了路了"便住进了当地的医院。姐姐15日开始无法站立，18日失明，之后她对我说道："小文，我就要死了，爸爸和妈妈就拜托给你了啊。"翌日，院长告知"估计就是今明两天了"，父亲背着姐姐走出医院大门，回到了家中。

　　家人哭了一整晚，翌日我们在家中守着姐姐。在我们当地，为重要的人送葬时，一般从作为一家门面的客厅而非大门送葬。逝者死于医院的话，尸首则会被从大门运出。对于父亲来说，肯定无法忍受20岁的女儿如同被嫌弃似的从大门运出吧。

---

① 日本在明治维新后，政府发布公文，允许出家之人娶妻生子。

　　　　由于姐姐的离世，我知道了治疗无望的人将不得不接受死亡这一现实，或许就在此时我开始探索"在家中告别人生"的哲学。

上　野　您是从那时开始以从医为志向的吗？

小笠原　我以医生为志向并非那一年，而是在高中三年级之后了。本来因为喜欢数学想着成为数学家，我便向京都大学理科系提交了数学专业志愿。然而，1月25日父亲来到我住的公寓说："这4年内，我可能就会死了，你去京都的话可能赶不回来见我最后一面，所以能改成名古屋大学（以下简称名大）吗？"我父亲身体很虚弱。碰巧附近有位名大医学系的老师也是当僧侣的，对我说："医生与僧侣能够两立，所以改成名大医学系怎么样？"

　　　　因此我在最后时刻将志愿改成了名大医学系。那时候，（当时的）国立大学一期志愿填报的截止日期大概是1月31日吧？

上　野　我忘记了，详细的日期您记得真清楚呐。

小笠原　越是以前的事记得越清楚啊（笑）。

上　野　您剃度（为成为佛教僧侣所举行的仪式）是几岁时的事情？

小笠原　9岁。在入小学之前，每当有葬礼时，我会与身为僧侣的父亲一起在运送遗体到火葬场的两轮拖车前走着念经。在9岁取得僧侣资格后，我便身披袈裟到施主家做法事。

上　野　真是帮助家业的刚毅少年啊！您没有进行过反抗吗？

小笠原　没有。父亲罹患结核病，又因肠梗阻接受过手术，身体非常虚弱，所以我认为自己不得不做。

上　野　在我的认知内，立志成为数学家的人大多远离世俗，实际上，这一职业不与人来往也无妨，而另一方面，医生没有人际关系则是不行的。我认为数学家与医生作为职业选项，不是那种选哪个都可以的类型。

小笠原　由于一直到施主家做法事，我早已习惯与任何人说话了。

上　野　我想，您是不是想从信徒俗事缠身的世界中取得精神的平衡呢？

小笠原　我没想过那么高尚的事。

选择不使用抗癌药不向患者撒谎的科室

上　野　从医学系毕业后，您为什么选择了心脏内科呢？

小笠原　毕业后，我立马到大垣市民医院工作了。当时，从名大医学系毕业后，大家都去了地方医院。在那里的众多科室轮转时，我总觉得内科好像更适合我。

　　　　因此进入了普通内科，但在那里我看到癌症等疾病患者一个接一个地去世。当时抗癌药被大量使用，所以很多人是在痛苦中逝去的。然而，在心脏内科，对心脏停止跳动和停止呼吸的人进行电除颤，临时安装人工呼吸器等设备后，患者身体恢复健康出院，患者本人及其家属会很高兴，而我看到这些情形也会感到很开心。另外，我也喜欢从死而复生的人那里听他们的鬼门关体验。

　　　　接下来去的呼吸科有一件我无法忘记的事情。在进行有关抗癌药有效性的学会发表的早上，其中一位

　　50岁的男性去世了。我很后悔,如果不使用抗癌药或许他还能活着。由于这位患者在统计上(抗癌药的效果)是"有效",我便和上司商量:"(因为患者已去世)改为'有害'吧。"上司回答道:"短期报告还是有效的,不过,若是5年生存率的话就是有害了。"

上　野　数据是这样被捏造的啊。

小笠原　这是数据提取方式的问题,并非捏造。应该是进入21世纪后,数据的提取方式变为了"短期报告也有害"。另外,在消化内科还有如下这种事。癌症患者在住院期间面带痛苦逝去的也有很多。我向上司建议:"告知患者其所患为癌症吧。""在告知后要对消沉的患者进行心灵关怀,(对关怀方来说)需要相当的精力。在这样繁忙的医院,若是一一告知的话,你会过劳死的,所以还是不要那样做。"上司如此说道。

上　野　这都是40年前的事了吧。

小笠原　是的。所以我就想去不向癌症患者撒谎、不使用抗癌药的科室吧。于是便选择了心脏内科。

因患病受挫,只能在医疗现场进行学习。

上　野　在那之后您暂时回归大学,随后自己开业。如果就那样留在大学的话,您会在医务室成功吗?

小笠原　在回到大学后的4年时间里,我一边从事诊疗工作一边继续医学研究。我的100位同学中有12人是大学教授,所以就那样留校的话,我会怎样呢?(笑)

上　野　您离开大学的理由是?

小笠原 大学没有职位，多数同学在写完博士论文成为医学博士后便离开了。我也在取得医学博士学位后再次到市民医院工作。也许身为医生的我只会对别人说教吧，我患上了眼疾，通勤医生的繁重工作再也干不了了，便决定当开业医生，开业后1年体重增加了5公斤。

上 野 这不是过劳肥而是幸福肥呐。话说，在岐阜那样的地方城市，当地的医生地盘牢固，世袭的开业医生很多，不是吗？新加入那里时有困难吗？

小笠原 我并非新加入，因为自打患眼疾以来，为了康复我开始打高尔夫球，那时高尔夫伙伴中有位开业医生对我说："我就要退休了，所以今后能交给小笠原你来做吗？"

上 野 好厉害的软着陆！不过设备投资有不少花费吧。

小笠原 花费了4000万日元。

上 野 开业后您就开始出诊了吗？

小笠原 尽管当初被委托出诊，我也想拒绝，然而妻子说："患者这么可怜，我们还有开业时的欠款，所以拒绝（出诊）是不行的。"于是便勉强开始了。

上 野 决定成为开业医生时没有挫败感吗？

小笠原 啊，有的。因为被上司说开业就是失败。

上 野 并不是说有志于地区医疗才进入这一领域的，是吧？

小笠原 正是如此。我完全不知道出诊要做什么。所以只能听护士的指示："一起去吧。"

上 野 原来如此，从那时起您就开始依赖护士了啊（笑）。

小笠原 是的，始于平成元年①开业之初。在出诊地患者会问生

---

① 即1989年。

活上的一些事，我虽然不懂，但是护士能够回答得上来。那时我开始觉得：医生就算去了也是没办法的啊。

上　野　您向护士学习的态度和那份谦虚是极好的。

小笠原　因为实际上她们比我更能起到作用。

上　野　无法承认这一点的医生是很多的。他们大多在众多领域内成为一流的专业人士，我认为这些人在现场进行学习的能力很强。

小笠原　从患眼疾以来，我基本无法看论文，想要学习的话只能从患者和家属那里听取，所以患者和家属教会了我很多，也因此才有了现在的我。

小笠原先生成为"小笠原医生"的那一天

小笠原　最初的转机是在平成4年2月4日。那天早上8点左右，我上门为处于癌症晚期在家疗养的一位男性患者诊察，在结束后要回去时，他的妻子向我说道："医生，男人尽管到了这一时期也喜欢耍帅呢。"我问："怎么说？"原来是前一天晚上，丈夫拜托她说："我明天就要去旅行了，帮我把包和鞋拿出来吧。"妻子应和道："去哪啊？也带上我。"被回以"那不是你去的地方，我一个人去"。

我注意到枕边放着包，却没有看到鞋子，便问："鞋子是放在玄关处了吗？"她回道："我丈夫今天就要离开了啊，不放在枕边怎么行呢。"我颇为震惊，原来这对夫妻以为今天（丈夫）就会去世了啊。

在我回到医院两个小时左右后，他的妻子打来电话说："刚刚，我丈夫去世了。"我说："我立马过去。""不用，他已经离世了，所以您不用急着过来。请您结束诊察工作后过来一趟吧。"她这样回复我。

上　野　真是位出色的夫人啊。

小笠原　在我结束诊察工作赶去后，发现竟有如此平静的遗容。那是多么令人感到惊讶的安详面容啊。正因为在医院和外来急救中看了很多直到最后都充满痛苦的面容，所以这对我来说是一种文化冲击，那时自己第一次意识到也许在家告别人生是好的选择。

上　野　那一天是改变了小笠原先生的日子吧，也是小笠原先生成为"小笠原医生"的日子吧？

小笠原　是的，在那之后的一年内，有两位癌症患者在给家人留下遗言后在家中安详逝去，我的志向也发生了很大的变化，转向了居家医疗。在那之前，我每次接到电话，都会向护士说"你去看一下情况吧""癌症晚期要怎么办"之类的话。

上　野　在家告别人生是安详的离世方式——体验到这一点后，您与患者的接触方式也改变了吧？

小笠原　改变了，我开始考虑自己应该如何做以使患者能够尽量留在自己家中。

上　野　尽管这么说，但大众对医院的信仰并没有消失，所以当患者病情加重时想要住院的患者或想使患者住院的家属很多吧。您是怎么做的？

小笠原　我向他们进行这样的说明："最近，患者尽管发生吸入性肺炎，但在家的恢复状况也很好；癌症晚期的患者，比起去医院，在家能够没有痛苦可以安心地按照自己的节奏继续生活。"

上　野　患者与家属真正被这样说服是从什么时候开始的?

小笠原　从2000年确立长期护理保险开始,多亏制度的助力,所以援助起来也容易了很多。

上　野　在这前一年,你们的上门护理站也成立起来了吧?

小笠原　与其说是我成立的,不如说是护士要求的:"为我们成立一个护理站吧。"在那以前我让护士轮流到患者家中上门护理,但她们说:"按照医生的指示进行上门看护'很没意思',为我们成立一个护理站的话,便可以按照我们自己的判断进行上门看护。"

上　野　哦!原来小笠原先生您也有培育护士的能力呢。

小笠原　我只是觉得比起自己做,交给她们更好……

上　野　这是身为管理者的极佳才智,自己不成为别人的依靠也是能力之一!中小企业也一样,管理者自己什么都做的公司是成长不起来的。

小笠原　确实如此啊。医生做出详细指示的话,护士只要很快做完指示工作就行了。

上　野　从医疗现场来看,医生与护士的关系也是各种各样的。有医生抓住领导权不放手的,也有护士主导的,从结果来看,我感觉护士主导的这一种方式进行得更为顺利。

小笠原　我也这样认为。这关系到善终管理师这一构思的生发。

看护保险制度中选项增多，独自在家告别人生成为可能。

上　野　　您刚才提到多亏长期护理保险制度，才使得对患者的援助变得容易了，这是指？

小笠原　　在制度确立后，我们也能够对独居生活者实施看护了。在制度确立以前，上门看护常常是每周2到3次。确立以后，由于护工能够每天上门看护，首先在白天患者能够安心接受援助了。对于夜间，我提出当患者疼痛时可使用夜间镇静药，排泄方面的担忧则采取留置导尿术来解决，使患者可以心情愉悦酣然入睡。

上　野　　在制度确立以前，大家都不得已最终入院治疗吗？

小笠原　　嗯，即使患者在可能范围内尽量留在家中，但最终仍会不得已住进医院。说到底还是因为没有护工。

上　野　　长期护理保险制度的确立对看护服务提供者的增多起到了很大的作用吧？

小笠原　　确实起到了很大的作用。因为选择增多了，通过使用看护保险和医疗保险居家医疗直到人生尽头的人也多了起来。

上　野　　虽然长期护理保险确实是福音，但这就足够了吗？

小笠原　　虽然勉勉强强，但对大多数癌症患者而言是足够的。但对于厚生劳动省所指定疾患以外的疾病患者而言，面临的现状就比较严峻了。奈津女士（请参考A35、A37）和弘纯先生（请参考A35、A36）的情况都是每月要自费多支付1万～5万日元左右。对于独居生活下的非癌症患者，如果长期护理保险的利用限额在现在的基础上能提高一成左右，将是十分庆幸的事情。

　　此外，独居生活者有必要引入能够与护工站24小时进行联系的触摸屏设备（请参考A27）。初期投资多少会花费一些，所以我希望国家或地方城镇能为此给予相应补助。

　　顺便说一下，若独居生活者不选择留置导尿术和夜间镇静，而想要通过人力来补充，长期护理保险的利用限额将必须在现在的基础上提高三成左右。然而这样做，制度的运营方面花费将会过大，结果将会增加国民的负担，所以必须要慎重推进。

上　野　关于日本人的死亡场所，在家中死亡的占比被在医院死亡的占比逆转是在1976年。毕竟从出现死亡"医院化"以来已经过了这么长时间，最后选择住院的人现在仍是很多的吧？尽管住院令人感到痛苦，但患者本人和家属都以为人生到最后"就是这么回事"。因为他们不知道还有"不必如此"的选项。

小笠原　是啊。如果患者所在地区没有居家医疗的医生或团队，只能自认运气不佳，只好打消居家医疗的念头了。

上　野　从患者家属的角度来看，他们对患者居家医疗加重自己负担一事也会有抵触情绪的吧？

小笠原　对于这样的人我会说："你若不在，患者本人（想在家直到最后）的愿望就能实现。"（请参考A14）"即使是独居的人也能实现居家医疗，而你所做的事只是早上说句'早上好'，到家时说句'我回来了'，睡前说句'晚安'，自己在家期间患者痛苦的话给上门护理站打个电话就好了，之后的所有事都交给我们团队来做就好了。"

上　野　重症患者只要在家，家属就不会有安心的时间。在家人想让患者住院的心情中是不是也有想稍微远离患者的原因呢？

小笠原　当病人很痛苦时，家人若是照料的话，身体会劳累，心情也会很低落吧。但是，如果病人笑着，看起来很轻松的话，家人应该也多会觉得"嗯，就这样吧"。为此，护士、医生和护工等以团队形式援助患者是不可或缺的。

上　野　另一方面，患者临终由家人守护的信念还是根深蒂固的吧？

小笠原　的确根深蒂固。然而，家人想着无论如何都要送终的话，必须不分昼夜守在患者枕边，持续留意患者"活着还是死了"。这样，不仅患者本人会很厌烦，家人也是吃不消的。

　　　在经历过因没能到场为丈夫送终而导致血压升高的佳津代女士的事例（请参考 A44）后，我会反复向患者家属表述一句话："如果患者本人是安详逝去的，家人就算没有见到最后一面也是没关系的啊。"

以成为无论人们住在哪里都能获得独居看护援助的国家为目标

上　野　今后继续小笠原先生你这种实践的人有希望不断增加吗？

小笠原　正在增加。为了进一步使其增加，我们正在从两方面着手推进。首先，我们医院作为居家医疗合作据点事业诊所正在推动地区的医疗工作人员加入进来。其次，我作为指导员来教大家，咱们一起进行（居家临终关怀姑息治疗）吧——教育性居家姑息治疗实践（请参考

A63 ）。

　　要说我为什么迷恋于这个领域，那是因为通过援助居家疗养和看护能够积累令患者和家属高兴的成功经验。增加伙伴的最佳捷径是让其他医生和团队体验到相同的感受。

上　野　成功的体验很重要啊。但是增加伙伴不会变成增加竞争对手吗？

小笠原　不要紧。因为在今后十年、二十年，家庭看护的需求量会不断增加，从点而非面进行援助的话，岐阜市将应付不过来，其他地区也是一样的。为了使患者无论住在日本的哪个地方都能很好地获得独居看护的援助，去传播技能、知识、认识，改变整个国家，我认为这是我的使命。

上　野　作为传道士的小笠原先生已经意识到使命了啊。

小笠原　我大学的晚辈，现在身为名古屋大学校长的滨口道成先生对我说："如果只有小笠原先生能做到独居看护的话是无法成为'学问'的，为了让更多的相关医疗工作人员能够做到同样的事，请进行教育和启蒙活动吧。过了花甲之年，个人得失已无所谓，就只有对社会做贡献了啊。"我便开始有了觉悟。

上　野　我是开业医生的女儿，曾一直看着如同凋敝萧条的商店街道般"走向消亡的开业医生"的背影。您认为今后开业医生的作用会被重新认识，且以此为志的年轻医生会增加吗？

小笠原　所幸，居家医疗在诊疗报酬方面还是不错的，因此对该领域感兴趣的年轻医生正在增多。今后，医疗系统本身的改变也是有必要的吧。如今，在住院患者中半数以上都认为居家疗养更好，因此，也可以缩小在医院的专家医生规模。医院的医生之所以工作繁重是因为本来在家能够悠闲生活的人也被安排住院，医疗会要求医生延长患者哪怕是一分一秒的生命，不这样的话医生可能会吃官司。

上　野　看来不改变医学教育本身是不行的啊。

小笠原　我认为要将患者进行分类，即应该施以高度医疗的患者和更适于在家中悠闲度日以提高生活质量的患者，而且要告知学生任何一方都十分重要。有的大学在医学教育的6年时间中，没有一节课是关于生命意义和人活着而后死去的道理。

上　野　生命赖以存在的"生活"是重要的啊，而医生无视生活正是问题所在。

小笠原　无视生活便只看得到疾病。若循环器官出问题便只诊察循环器官，专科医生聚集在一起，便会出现给一位老年人开出18片药，病情也无法顺利得到缓解的情况。这一患者在转到我这边进行居家诊疗后，我将用药减至3片，患者便恢复了安定。

上　野　僧侣的身份对作为医生的小笠原先生有着怎样的影响呢？

小笠原　比起僧侣的身份，对思考生死都助更多的是哲学。我至今仍记得当我9岁取得僧侣资格时，被父亲教导"宗教的学习不做也行，去学哲学"，我感到震惊。还被教导说，要好好学习哲学，之后有信仰的话就是宗教，没有的话仅靠哲学也能思考事物。

上　野　对于作为医生接触到的每个人，直到最后您都是以医

　　　　　　生的身份交往的吗?

小笠原　仅仅是以医生的身份。

上　野　当意识到死亡即将来临的患者问道:"医生,我死后会
　　　　去哪里?"您是怎么回答的?

小笠原　我会反问:"你觉得自己会去往哪里?"不过,当我觉
　　　　得"去到那边时,已故的双亲会等着你的"这种回答
　　　　能令患者本人安心时,为了方便我也会讲这种话。但
　　　　是能够以坚定的信念讲出"死后的世界就是如此"的
　　　　人是不存在的吧?

上　野　这一点并非宗教而是精彩的哲学啊。话说小笠原先生
　　　　您希望自己以怎样的死亡方式离开人世呢?

小笠原　我希望自己在某种程度上能活得久些,得癌症后能不
　　　　受痛苦地突然逝去。

上　野　活得久些是指多久呢?

小笠原　不是指年龄,而是腰腿慢慢退化……可以的话在脑袋还
　　　　清醒时慢慢退化。

上　野　接受看护也是可以的吗?

小笠原　是的。不管是癌症还是什么其他疾病,总之在去世前
　　　　是要接受护理的。截至目前,包含患者、施主在内,
　　　　我已经看过1000人以上的"最后的面容"了。但看起
　　　　来真正安详且幸福的面容多是癌症患者的。这样的话,
　　　　我认为自己也患上癌症,由为我进行合适的居家临终
　　　　关怀姑息治疗的团队进行援助,在好好留下遗言给该
　　　　留给的人后去世是最好的吧。

上　野　还不想死吗?

小笠原　还想活着啊,因为还未完成使命。

上　野　您觉得完成使命是什么时候呢？

小笠原　应该是辞去日本居家临终关怀协会会长的时候吧（笑）。在那以前，也请上野女士您能作为顾问给予协助啊。

上　野　书出版以后，我们一起通力进行"独自在家告别人生"的传道吧（笑）。

小笠原　好啊（笑）。

（2012 年 10 月 23 日　于东京）

后记一

　　"尽管是独居生活也能够不在医院而是生着病在家生活吗？也可以接受看护吗？"这是我在演讲时曾在会场听到的来自听众的话语。尽管是面向全国的医疗、看护、护理相关人员和包含患者在内的普通人进行"居家医疗"的演讲，我也会听到很多吃惊的声音。4年前，上野千鹤子女士与我们医院的医护人员一道前往出诊时好像也受到了不小的冲击。

　　从事居家医疗24年以来，我已经在患者家中看护了很多患者，这本书中所介绍的仅仅是其中的一部分，但绝非是特殊的例子。而且我也并非特例。医院开业之初，连作为出诊医生都不熟练的我，也体验到了好几件圆满的在家看护的案例。现在有了长期护理保险，加上建立起使用作为多职业联动协作关键人物的善终管理师的地域综合照护体系，援助独居生活者内心丰富地生活到人生尽头是有可能的。

　　下面介绍岐阜采取的相关对策。在岐阜有"岐阜居家临终关怀安心网"，这是由拥有同样技能并持有相同想法来实践居家医疗的医生组成的团队。居家医疗本是在患者病情恶化前预先采取对策的医疗方式。假设安心网在册医生的患者病情出现突变，通常是由最初接到患者联络的上门护士联系主治医生，但是若主治医生不在，则可由安心网在册的其他医生代替出诊。岐阜居家临终关怀安心网就是这样一个组织。只要代替前往的医生能够从上门护士那里获得信息就可以进行充分的应对，因此安心网可谓是最后的王牌。利用这一组织，不仅能令患者安心，也不会对进行居家医疗实践的医生造成负担。

将这种组织和我们医院指导、认定的善终管理师（全国共15名）的护理系统向全国推广开来的话，"独自在家告别人生"会不会更接近大家呢？

患者死于医院是自然的，无论怎样的状况急救都是最为优先的，患者最后的瞬间家人必须在场……在当今的日本，这些都是通常存在的看法。然而，一个人在家可以笑着迎来平静的最后时刻。我认为在居家临终关怀姑息治疗团队的关怀下，"独自在家告别人生"并非孤独死，而是"如愿死亡、满足死亡、认同死亡"。

如果能让日本的每一个人知晓"一个人也能告别人生，一个人告别人生也是可以的"就最好不过了。

我知道，未曾感受过死亡靠近的人是无法理解死亡迫于眼前的人的心情的。正因如此，在患者家中看护了众多患者的我们希望能做些什么。死亡迫于眼前的人的想法如果是"尽管一个人也想在家"，也就是"独自在家告别人生"，为使其夙愿得偿进行援助是十分重要的。

虽然生命是人的眼睛无法看到的，但它确确实实存在着，希望在足够安心的地方迎接它的最后一刻。对于有此种想法的人们来说，"独自在家告别人生"会成为一种选择，我期待由此变革日本的看护文化。

　　我希望各位患者和家属能够以本书为契机，去正面思考生活方式、死亡方式以及生命本身，并希望能对大家今后的人生有所帮助。

　　同样希望该书能对众多从事医疗与护理的工作人员有所裨益。

　　最后在此向患者以及家属、给予我支持的诸位，以及朝日新闻出版书籍编辑部的矢坂美纪子女士、撰稿人寺田和代女士致以诚挚的谢意。

小笠原文雄

后记二

关于人的晚年我虽有所研究，但一直未曾触及过临终期，理由是我认为，任何一位老年人现在都是活着的人而非等死的人，相比如何死去，在迎接死亡到来的那一天以前，一个人如何活下去更为重要。

还有另一个理由，因为我想尽可能不与医生产生关联，而如果以临终期为研究对象就不得不关系到医疗……我在和医生有着深厚关系的家庭中长大，对于从事该职业的人们欠缺社会交际能力感到无奈，便希望尽可能不与这类人打交道。然而，在进行看护研究后，我发现在看护的世界中有很多志存高远、明月入抱之人。我甚至想过，任何制度都需要人担当执行，培育出此类人才方面，日本的长期护理保险还是有其可取之处的。但我还是不想接近医疗的世界。

在写了《一个人的老后》以后，我也顺势长了一岁。最近我会从身边的人那里听到同辈人的讣告，听到父母一辈的人的讣告尽管会悲伤但能够接受，可当听到同辈人的讣告时总是会深受冲击。我有一种这样的心情，自己是否也正在一步步接近哪怕任何时候迎来死亡也不会感到惊奇的年龄了呢？

这样一来，临终是人无法避免的。任何人都会于某个时候走上这条路，死亡率是100%的。独居者在独居的状态下老去，在独居的状态下接受看护，然后就那样在自己的家中迎来人生的结束难道不行吗……期待这些也就成了自然之事。为此背书的是我在各地养老院听到的老年人的真心话，他们都希望"回家"。

我开始这样觉得，想要待在家里是老年人的夙愿……可又开始想，那个家中有谁在呢？"想要待在家"是想和家人在一起的意思呢，还是仅字面——想在自己家中的意思呢？"家"不单单是物理上的空间，也是一种身体化的空间，在家中，人尽管闭上眼，手也能找到开关所在，尽管在黑暗中，也能取出想要的物品。再怎么好的养老院都胜不过满是垃圾的陋室……在与老年人交流后，我的这种感觉越发强烈。

一个人在家中告别人生……是奢侈的期望吗？

在以前，确实如此，对于没有家属看护的独居者来说是没有这一选项的。

不过，随着高龄单身人士逐渐增多，出现了援助老年人的居家医疗的实践者，这些人为独居人士的临终增加了选项。

日本的在家离世人数占所有死亡人数的12%左右（2009年），其中，独居人士的在家离世哪怕在今天也是高难度的实践。我不断向医生发问，一个人可以在家告别人生吗？没有家属同住的独居者也是可以的吗？

小笠原医生是使独居者在家离世成为可能的实践者之一。试着与避之不及的医疗工作人员交流后，我的看法发生了变化。大熊由贵先生主张"在医院中的医疗是主场医疗，在家里的医疗是客场医疗"。然而，我注意到在敢于接受客场医疗的医生中，有很多人拥有向患者学习的谦虚姿态。在家中，患者居于主场，而医生不过是外来者。在对方的生活场所内，合着对方的生活风格，竭尽最大努力的是医生一方。选择与种种障碍"战斗"，这样的医生有着最大限度尊重患者生活的姿态，他们不只是在诊疗疾病，同时在看护患者生命中的另一面。

这些医生的共同之处是，他们对一起援助老年人生活的看护人员和护理人员的评价很高。

经过研究，我的收获是：原来如此啊，把我这个独居者最后托付给这样的医生也是可以的。

不巧的是，小笠原医生住在遥远的岐阜，不过一旦到了关键时候我搬到岐阜就行了……最令人放心的还是，小笠原医生身为日本居家临终关怀协会的会长，隶属于该协会的医生遍布各地。

关于小笠原医生是怎样的一位医生，请看前面的访谈。这世间只有小笠原医生一个人是不够的，如果有10万人左右就好了，不过各地正在培育如小笠原医生这般的人物。所幸政府在援助居家临终关怀这一方向上不断转变政策，这不单单是为了减少社会保障费用，也是真正向着使老年人幸福的方向迈进，我们带着同样期望创作了该书，如果能对大家有所帮助的话就太好了。

最后，对毫不吝惜地向我们传授经验与技能的小笠原医生表示感谢。我想，道谢多少次都是不够的。此外，对于将本书从模糊的雏形温暖培育为一本像样的书的编辑者矢坂美纪子女士和撰稿人寺田和代女士致以谢意。缺少诸位中任何一位的力量，该书都是不可能成功出版的，真是一次精彩的团队合作啊。

我相信该书一定能成为很多人想拥有并认真阅读的一本书。

上野千鹤子

写于落叶之季

译后记

人到中年，难免会经历一些亲友故交的生离死别。

或有安详辞世的，但尤病故者多经受了难熬的苦痛，让人深切感受得一善终的不易。苦痛不仅来自疾病，也来自医疗。长期的住院治疗甚至过度医疗是世人普遍反感的，但居家治疗因医疗条件不具备和家属护理负担沉重，又会让患者承受身体和内心的巨大煎熬。

在本书序言中，上野千鹤子写道："多年的采访使我越来越坚信——'无论家人在或不在身边，都想要待在家'是老人的夙愿。"在自己久居熟悉的住处，独处或不给家人增添负担，在需要时可以得到相当程度的护理，如此情况下离开人世或是一种最理想的死亡方式。

一个人可以在家告别人生吗？

这成为上野千鹤子与小笠原文雄问答成章的契机。67问未必能穷尽居家独处告别人生的相关疑问，但于一问一答、一人一事之中，想必读者已经了解了居家临终关怀姑息治疗助力实现"如愿死亡、满足死亡、认同死亡"的"三重奏"死亡方式的极大可能。

相遇，注定别离。

人生皆是如此。

然而，"黯然销魂者，唯别而已矣。"

在儒教叠加佛教的东亚文明中，临终有家人守护、做最后的告别似是一种常识。居家独处告别人生若是老人的心愿，信息、医疗也可提供足够技术支撑，那所需要的就是观念的改变了。

本书的翻译是国家社科基金重点项目"日本'护理'及老年题材文学研究"（20AWW003）的成果之一。

杨洪俊

2022年2月2日